PATRICIA SCHATZLMAYR
HEIDI ARTMANN

Mindful Me

ACHTSAM DURCHS JAHR

HINWEIS: Die Empfehlungen in diesem Buch entstammen überwiegend der Ernährungswissenschaft und der traditionellen Naturheilkunde, die Spa-Zubereitungen wurden durch einen Pharmazeuten geprüft.
Rezepte, Übungen und Tipps ersetzen jedoch nicht die persönliche medizinische Beratung und Untersuchung. Die Autorinnen und der Verlag übernehmen keine Haftung für Schäden oder Beschwerden, die direkt oder indirekt aus der Verwendung der Rezepte entstehen. Bei Verdacht auf stärkere Beschwerden konsultieren Sie bitte Ihren Arzt oder Apotheker!

Bibliografische Information der Deutschen Nationalbibliothek
Die Deutsche Nationalbibliothek verzeichnet diese Publikation in der Deutschen Nationalbibliografie; detaillierte bibliografische Daten sind im Internet über http://dnb.d-nb.de abrufbar.

Umschlaggestaltung, Layout & Satz: José Luis Coll, www.studioback.at
Fotos Innenteil:
S. 4, 5 oben & unten rechts, 6, 14, 26, 29, 40, 47, 68, 88, 93, 142, 160, 167: AdobeStock
S. 5 unten links, 25, 28, 61, 63, 65, 66, 95, 96, 101, 131, 132, 134, 136, 137: Patricia Schatzlmayr
S. 10: Heidi Artmann
S. 11, 16 Mitte & rechts, 17, 18, 35, 42, 54, 55, 56, 58, 75, 79, 81, 90, 91, 102, 117, 124, 126, 127, 148, 151, 155: fotolia.com
S. 12, 50, 122, 172 oben: Vanessa Blankennagel
S. 16 links, 37, 41, 43, 46, 70, 78, 114, 116, 119, 152, 157: istockphoto.com
S. 52, 106, 112: pixabay.com
S. 86, 172 unten: Doris Rachlinger
Grafiken: S. 128/29: Simon Rainer; S. 139, 143: Lisa Sophie Artmann
S. 145: www.thabos-world.org
Hintergrundgrafiken Cover & Kern: José Luis Coll, www.studioback.at
Figur S. 83: Annett Stolarski, www.studioback.at
Druck: finidr, Tschechien

ISBN 978-3-99002-077-7

PATRICIA SCHATZLMAYR
HEIDI ARTMANN

Mindful me

ACHTSAM DURCHS JAHR

Body & Mind
Mindful Eating
Home Spa

Inhalt

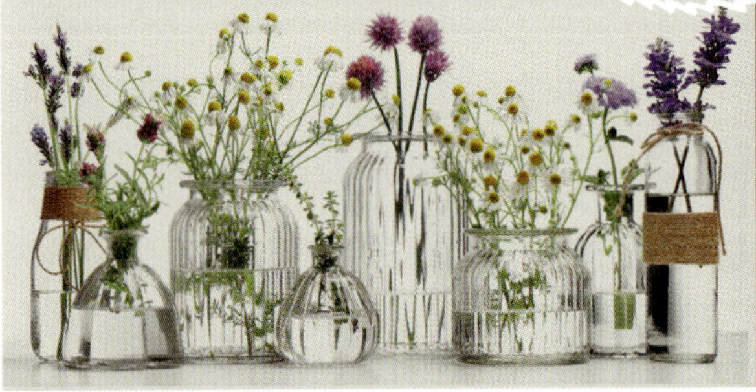

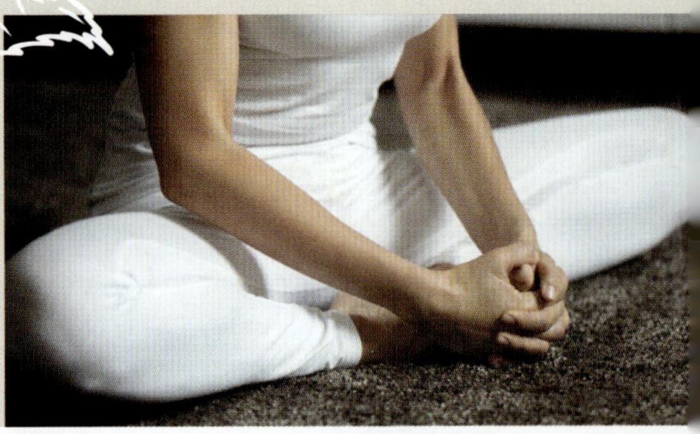

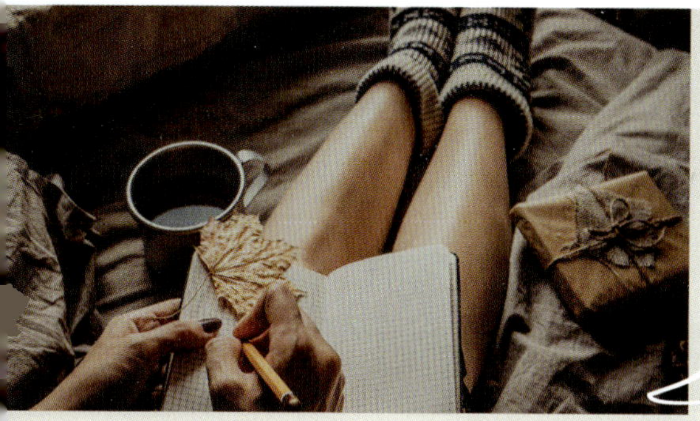

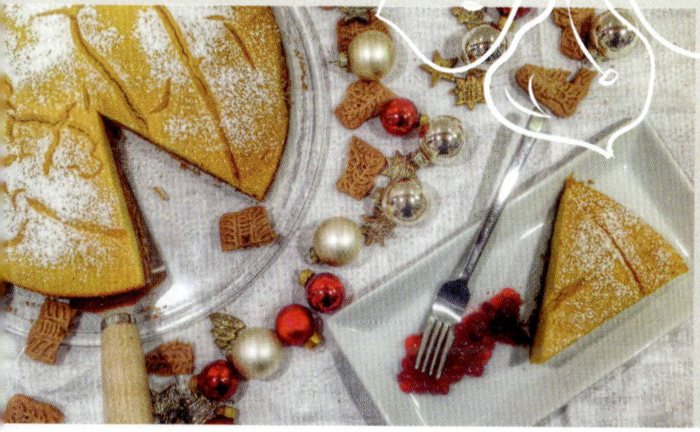

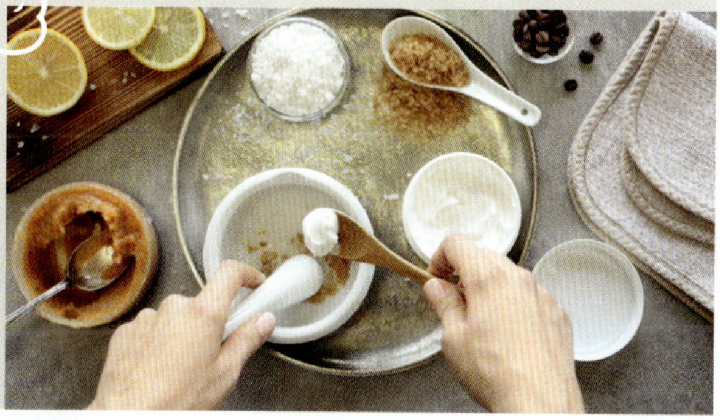

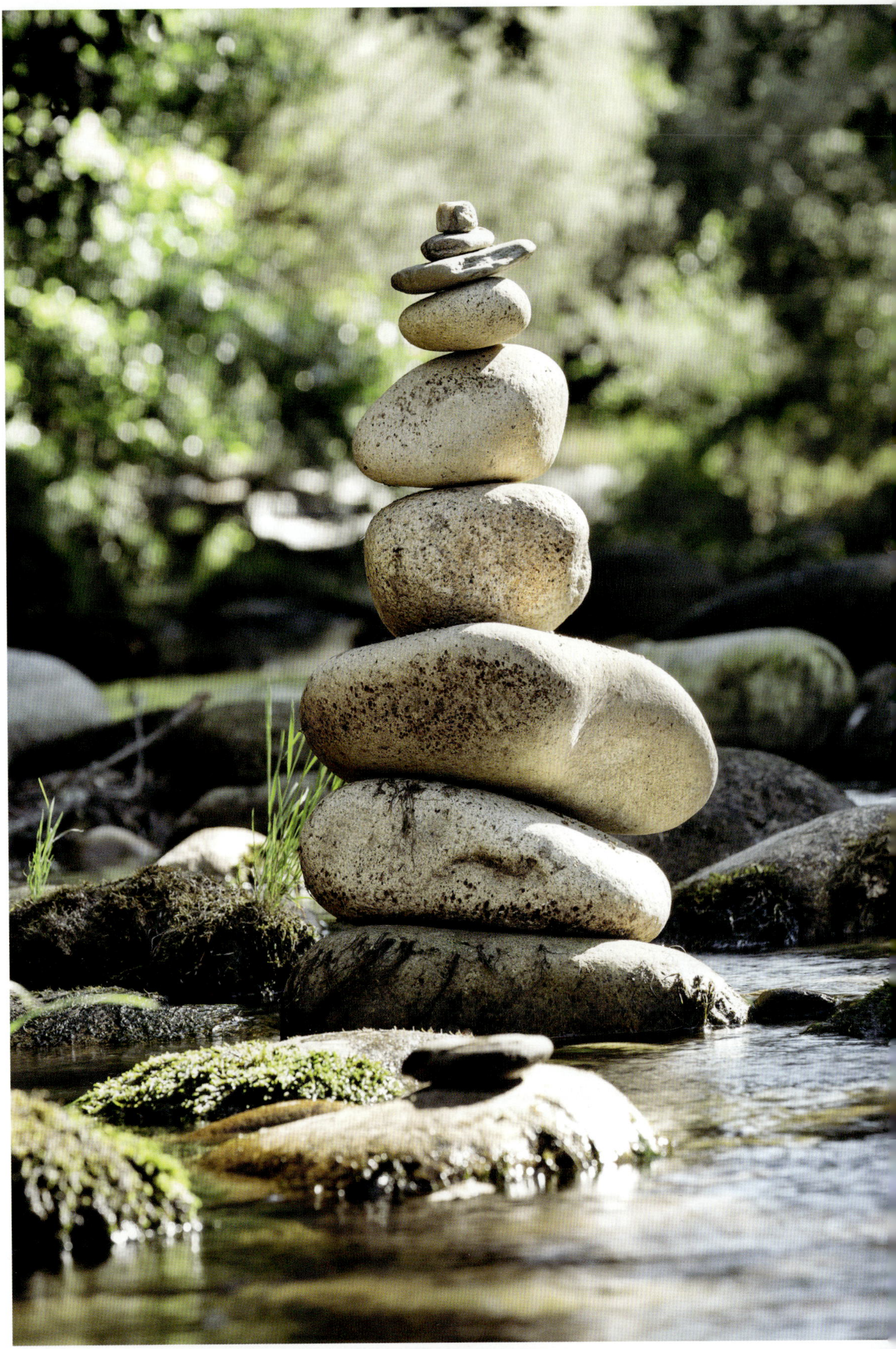

Einleitung

Mindfulness is simply
- being aware of what is happening right now without wishing it were different;
- enjoying the pleasant without holding on when it changes (which it will);
- being with the unpleasant without fearing it will always be this way (which it won't).

JAMES BARAZ

Was ist Achtsamkeit eigentlich?

Jon Kabat-Zinn, einer der international bekanntesten Achtsamkeitslehrer, definiert den Begriff so:

Achtsamkeit ist eine bestimmte Form der Aufmerksamkeit, die

- absichtsvoll ist,
- sich auf den gegenwärtigen Moment bezieht (statt auf die Vergangenheit oder die Zukunft) und
- wertungsfrei ist.

Achtsamkeit heißt vor allem, die momentane Situation zu akzeptieren, ohne sie zu bewerten. Für Emotionen bedeutet das: Gefühle nicht unterdrücken, sondern vielmehr jene Gefühle, die in gewissen Situationen auftauchen, anzunehmen und zu beobachten, wie sie hochkommen, ihren Höhepunkt erreichen und wieder verschwinden.

Ein Beispiel: Du räumst den Geschirrspüler aus und ärgerst dich währenddessen über einen Arbeitskollegen. In Gedanken führst du ein Streitgespräch mit ihm und steigerst dich immer mehr in deinen Ärger hinein, obwohl dein Arbeitskollege jetzt weder anwesend ist noch dich jetzt gerade geärgert hat. Dabei bekommst du gar nicht mit, wie du Tasse für Tasse in die Hand nimmst, hochhebst und an ihren Platz stellst. Wenn du nicht achtsam bist, wird der Ärger dich übernehmen und all deine Gedanken werden von ihm bestimmt, bis er wieder abflaut – vielleicht geht dabei sogar Geschirr zu Bruch. Bist du achtsam, nimmst du den Ärger als solchen wahr und kannst beobachten, wie er kommt und geht, während du dich deiner Tätigkeit zuwendest und das Geschirr bewusst ausräumst.

Was bringt Achtsamkeit?

Je mehr du Achtsamkeit in dein Leben integrierst, desto mehr Entscheidungs- und Wahlmöglichkeiten hast du in deinem Alltag. Warum? Weil du nicht mehr nur reagierst, sondern bewusster agierst.

- Achtsamkeit hilft dir dabei, dich selbst und andere besser zu verstehen.
- Sie hilft dir, einen kühlen Kopf zu bewahren und dich nicht von deinen Emotionen beherrschen und überrollen zu lassen.
- Sie bringt dich näher zu dir selbst, fördert deine innere Ruhe und deinen inneren Frieden.
- Sie hilft dir, Stress abzubauen, ruhiger und gelassener zu werden.
- Sie hilft dir, Ängste und Depressionen abzubauen.
- Sie fördert dein Empfinden von Glück und Dankbarkeit.
- Sie hilft dir, selbstbewusster und selbstbestimmter zu werden.
- Sie hilft dir, auch in herausfordernden Lebenssituationen mit deiner inneren Kraft, Ruhe und Weisheit verbunden zu sein.

Wir alle haben diese Grundfähigkeit bereits in uns. Wir müssen uns dafür nicht ändern oder gar etwas Neues lernen. Achtsamkeit bedeutet einfach, sich seiner Fähigkeit bewusst zu werden, im Moment zu leben. Präsent sein, im Hier und Jetzt. Sorgsam und mit einer würdevollen Haltung sich und dem Leben gegenüber.

> *Leben – es gibt nichts Selteneres auf der Welt. Die meisten Menschen existieren, weiter nichts.*
>
> OSCAR WILDE

Jeder von uns kennt sie: Zeiten, in denen wir geradezu im Autopilot durch den Alltag gehen und uns vieler Handlungen gar nicht mehr bewusst sind. Hier hilft dir die Achtsamkeit, deinen Fokus auf den Moment zu legen und allen deinen

Handlungen mit einer besonderen Form von Aufmerksamkeit zu begegnen. Dafür will dir dieses Buch ein Impulsgeber und eine Hilfestellung sein.

Gutes Gelingen!

Achte gut auf diesen Tag, denn er ist das Leben –
das Leben allen Lebens.
In seinem kurzen Ablauf liegt alle Wirklichkeit und Wahrheit des Daseins.
Die Wonne des Wachsens, die Größe der Tat, die Herrlichkeit der Kraft.
Denn das Gestern ist nichts als ein Traum
Achte gut auf diesen Tag, denn er ist das Leben – das Leben allen Lebens
und das Morgen nur eine Vision.
Das Heute jedoch – recht gelebt –
macht jedes Gestern zu einem Traum voller Freude
und jedes Morgen zu einer Vision voller Hoffnung.
Darum achte gut auf diesen Tag.
Rumi

Was wir noch dazusagen möchten

Die Rezepte, die du im Ernährungsteil zu jeder Jahreszeit findest, sind durchwegs vegetarisch bzw. vegan.

Achtsamkeit kann äußerlich und innerlich angewandt werden! Deshalb findest du in diesem Buch für jede Jahreszeit nicht nur passende Rezepte, sondern auch Atem- und Körperübungen, wohltuende Anwendungen sowie Räucherrezepte.

Rund um das Räuchern

Das Räuchern ist seit jeher einer der beliebtesten Bräuche der Menschheit. Ihm wird eine transformative, das heißt verändernde und bereichernde Kraft nachgesagt. In den unterschiedlichsten Kulturen war bzw. ist das Räuchern von Pflanzenteilen oder anderen Stoffen ein wichtiger Bestandteil des rituellen, religiösen oder des Alltagslebens. So soll das Räuchern nicht nur eine duftende, sondern auch beispielsweise eine reinigende, heilende, aufbauende, stärkende oder spirituelle Wirkung haben, je nach Räucherstoff.

Es gibt viele Utensilien zum Räuchern und noch mehr Stoffe, die du dafür verwenden kannst. Wir sind allerdings dafür, dass man es so einfach wie möglich hält.

Du brauchst dazu:

- Räucherwerk deiner Wahl
- ein handelsübliches kleines, engmaschiges Edelstahlsieb (wie du es in der Küche verwendest)
- ein Teelicht oder eine Kerze
- Feuerzeug, Streichholz

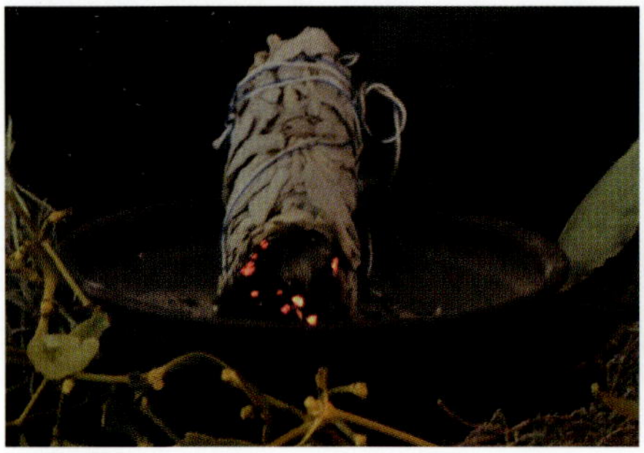

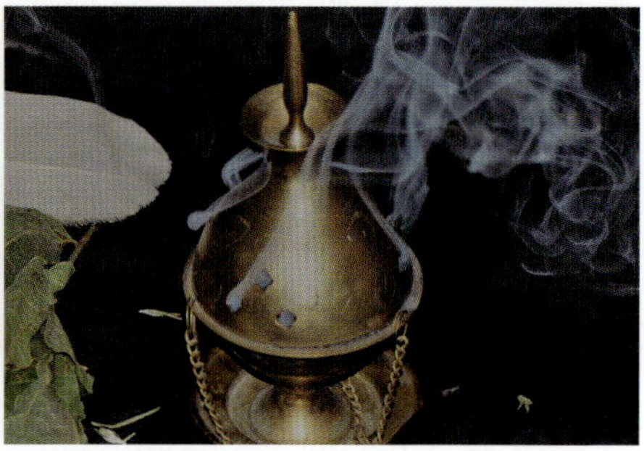

So geht's:

Gib eine Prise des Räucherwerks in das Edelstahlsieb, entzünde die Kerze und halte das Sieb in ein paar Zentimetern Abstand über die Flamme. Nach einiger Zeit steigt der pflanzentypische Rauch auf. Du kannst dir diesen Rauch nun zufächeln und seine Wirkung genießen oder ihn im Raum verteilen.

Selbstverständlich kannst du auch ein Räuchergefäß deiner Wahl aus dem Handel verwenden, mit oder ohne Räucherkohle. Unsere Sieb-Variante hat den Vorteil, dass man den Abstand zwischen Flamme und Räucherwerk je nach Pflanze verändern kann. Manche Pflanzenteile brauchen geringere Hitze als andere, um zu verräuchern. Räucherkohle verwenden wir nur selten, da auch hier manche Pflanzen allzu starker Hitze ausgesetzt sind und sich kein angenehmer Duft entwickelt.

Tipp: Viele wunderbare Räucherpflanzen findest du im Gewürz- bzw. Teeregal. Am schönsten ist es, die Pflanzen selbst in der Natur sammeln. In diesem Fall solltest du sie vor dem Räuchern gut trocknen und zerkleinern (eventuell mit einem Mörser).

Unter unseren Home-Spa-Anwendungen findest du immer auch aromatherapeutische Vorschläge. Die Aromatherapie arbeitet mit ätherischen Ölen.

Rund ums ätherische Öl

Ätherische Öle sind eine gute Möglichkeit, um die Gesundheit zu unterstützen und Wohlbefinden zu erlangen.

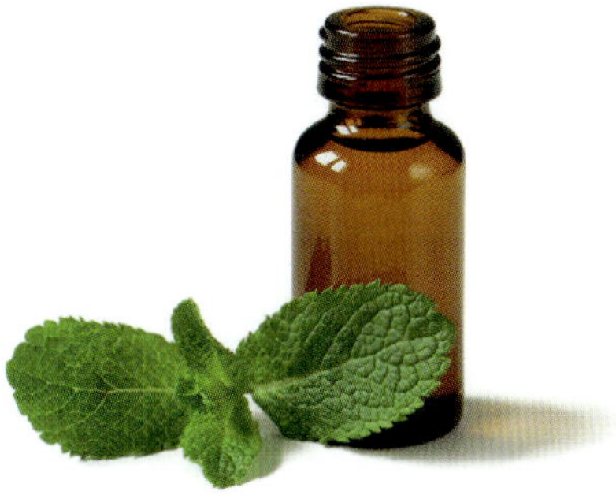

Worauf du beim Kauf achten solltest:

1. Die Qualität der Öle. Kauf nur reine Öle, die zertifiziert sind und für therapeutische Zwecke angewandt werden dürfen.
2. Verwende niemals synthetische Duftöle, sie enthalten oft Chemikalien und Schadstoffe.
3. Verwende ätherische Öle sorgsam und reduziert. Schon ein Tropfen eines hochwertigen Öls kann Wirkung haben.
4. Verwende ätherische Öle nur äußerlich. Natürlich gibt es auch Öle, die zum Einnehmen oder Kochen geeignet sind. Diese müssen jedoch explizit gekennzeichnet sein.
5. Bei Unklarheiten wende dich vor der Anwendung an deinen Apotheker, Arzt oder andere ExpertInnen.

Und nun: Lass das Abenteuer Achtsamkeit beginnen!

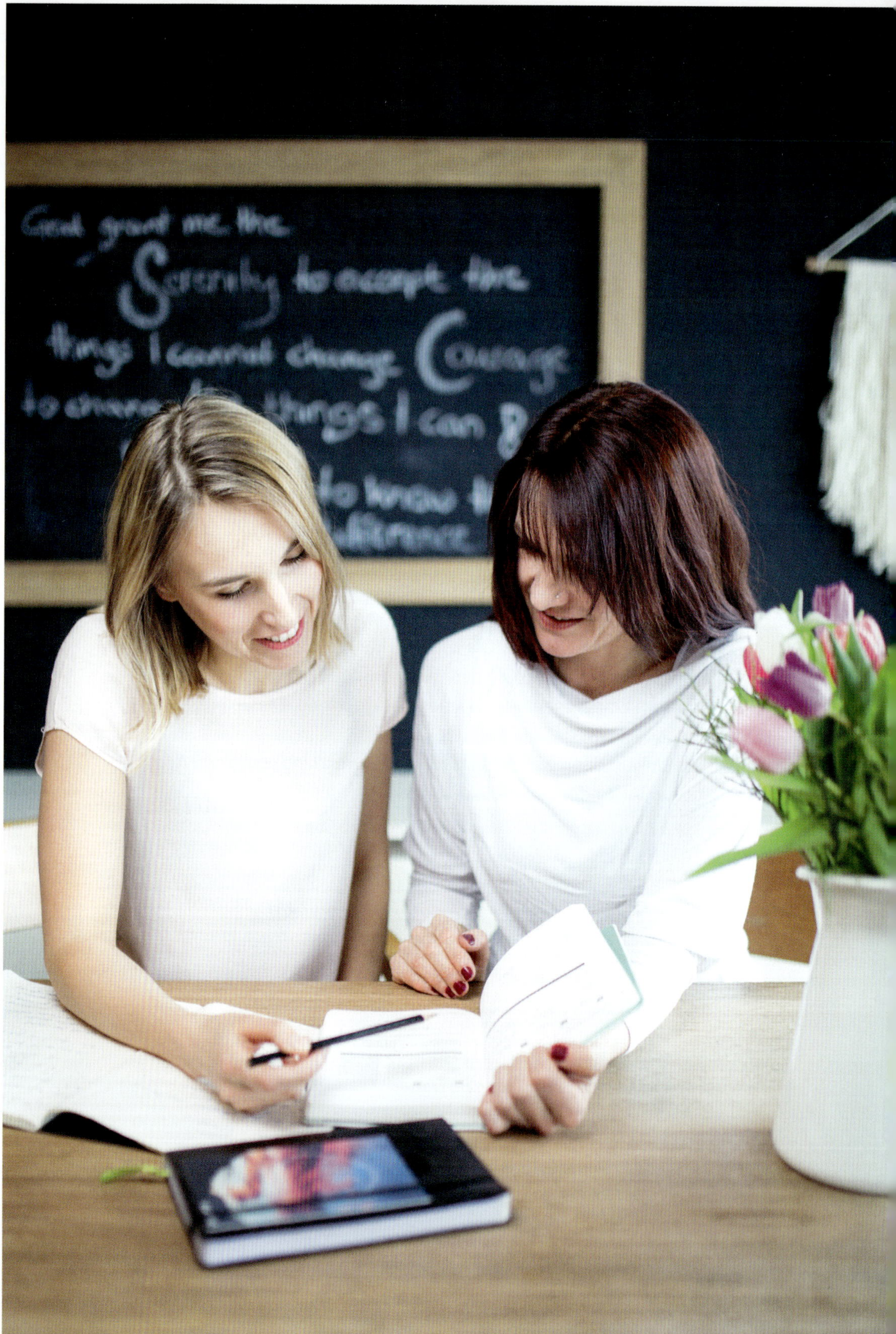
God grant me the
Serenity to accept the
things I cannot change Courage
things I can
to know

Frühling

Was der Frühling nicht sät,
kann der Sommer nicht reifen,
der Herbst nicht ernten,
der Winter nicht genießen.

Johann Gottfried von Herder (1744–1803),
dt. Dichter u. Philosoph

Bedeutung des Frühjahrs

„Das Schöne am Frühling ist, dass er immer gerade dann kommt, wenn man ihn am dringendsten braucht."

JEAN PAUL

Der Frühling löst den Winter astronomisch gesehen am 21. März ab (Frühjahrs-Tag- und Nachtgleiche) und endet mit dem Sommerbeginn am 21. Juni. Aus meteorologischer Sicht dauert der Frühling vom 1. März bis zum 31. Mai.

In der Astrologie markiert das Tierkreiszeichen Widder (21. März bis 20. April) den Frühlingsbeginn mit seinen Qualitäten wie Aufbruch, Energie und Tatkraft. Darüber hinaus steht der Widder überhaupt an erster Stelle des Tierkreises und damit auch für den (Neu-)Anfang.

Egal ob astronomisch, meteorologisch oder astrologisch betrachtet: Nach der Kälte, Dunkelheit und oft auch Schwere des Winters steht der Frühling ganz im Zeichen des Erwachens, der Auferstehung, der Leichtigkeit, des Erblühens und des Neubeginns. „Nun muss sich alles, alles wenden", dichtete der deutsche Lyriker Ludwig Uhland in seinem „Frühlingsglauben" und trifft damit das Grundprinzip dieser Jahreszeit sehr gut.

Die Tage werden wieder länger, die Sonne ist kräftiger und macht sie lichtvoller und wärmer. Die Natur erwacht zu neuem Leben, neuem Wachstum. Pflanzen treiben aus, Tiere beenden ihren Winterschlaf. Die Luft ist wieder von Blumenduft und Vogelgesang erfüllt.

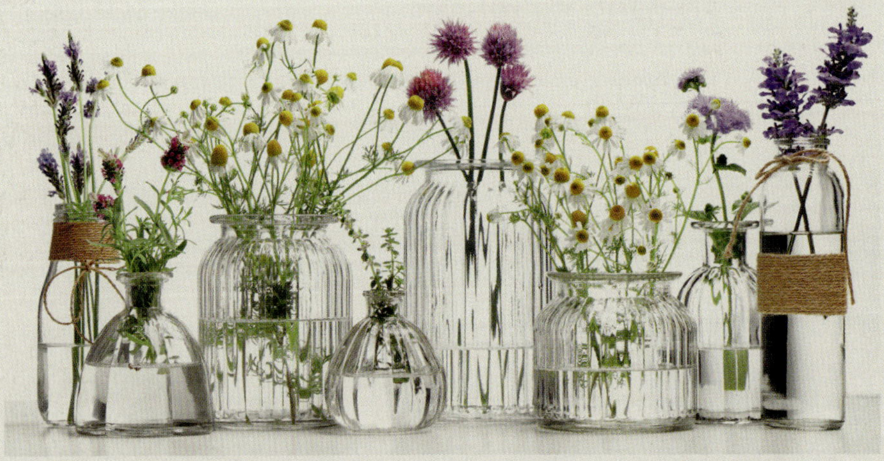

So kannst du den Frühling auf allen Ebenen bestmöglich nutzen und genießen

Auch für uns Menschen sollte der Frühling mit vermehrter Leichtigkeit und neuem Tatendrang einhergehen. Unser Körper stellt sich um, er produziert jetzt wieder vermehrt das „Glückshormon" Serotonin, das die Lebensgeister weckt und für die gute Laune zuständig ist, während uns die Natur mit neuem Grün und frischer Energie versorgt.

Es ist die optimale Jahreszeit, um

- Körper, Geist und Seele zu reinigen und zu entschlacken
- gründlich auszumisten, um Platz für Neues zu machen
- mehr Leichtigkeit und Lebendigkeit in dein Leben zu bringen
- neue Samen zu säen – nicht nur im Garten, sondern auch in deinem Alltag, Beruf, deinen Beziehungen und deinem Inneren
- sich bewusst mit Dingen zu beschäftigen, die eine aufbauende und Freude spendende Wirkung auf dich haben
- neue Ideen zu entwickeln und umzusetzen, neue Ziele anzuvisieren, neue Projekte zu beginnen.

Die Umstellung von Winter auf Sommer lässt unseren Körper auf Hochtouren arbeiten. Er bewältigt nicht nur die Anpassung an die veränderten Temperatur- und Lichtverhältnisse, sondern auch die damit einhergehenden hormonellen Umstellungen. Beispielsweise wird im Winter das „Schlafhormon" Melatonin verstärkt ausgeschüttet, das uns erholsam und tief schlafen lässt, während im Sommer mehr Serotonin produziert wird. In der Übergangsphase sind noch beide Hormone vermehrt aktiv, wirken jedoch gegensätzlich. Zudem ist im Winter unsere Ernährung meist fett- und kohlenhydratreicher, wir essen weniger Obst und Gemüse. In der Umstellungszeit braucht der Körper allerdings wieder mehr Vitamine und Mineralstoffe, um optimal arbeiten zu können.

Um deinen Körper zu unterstützen, damit Frühjahrsmüdigkeit schnell wieder verfliegt oder gar nicht erst entsteht, ist es ratsam,

- bewusst zu atmen, viel frische Luft und (wenn möglich) Sonne zu tanken
- viele Vitamine und Vitalstoffe aufzunehmen, d. h. mehr Obst bzw. Gemüse und weniger Kohlenhydrate, Fleisch und Zucker zu essen
- den Kreislauf durch Bewegung und Wechselduschen in Schwung zu bringen
- ausreichend zu schlafen
- eventuell eine Reinigungs- und Entschlackungskur zu machen.

Mindful Eating

Saisonkalender

März

Äpfel
Bärlauch
Champignons
Chicorée
Chinakohl
Karotten
Kartoffeln
Kürbis
Lauch
Pastinake
Radieschen
Rettich
Rosenkohl
Rote Bete
Rotkohl
Spinat
Weiß-/Spitzkohl
Wirsing

April

Bärlauch
Brennnessel
Dill
Frühlingszwiebel
Karotten
Kartoffeln
Lauch
Mangold
Radieschen
Rettich
Rhabarber
Rote Bete
Rucola
Salate
Schnittlauch
Spinat

Mai

Champignons
Karotten
Kartoffeln
Kohlrabi
Kohlsorten
Löwenzahn
Mairübe
Petersilie
Pflücksalate
Radieschen
Rettich
Rhabarber
Rucola
Salate
Spargel
Spinat

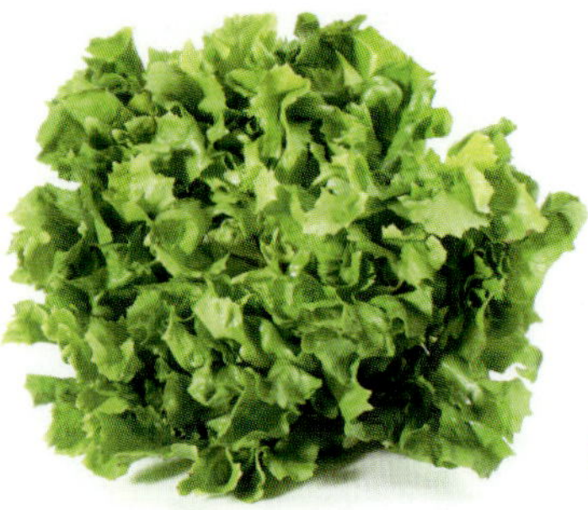

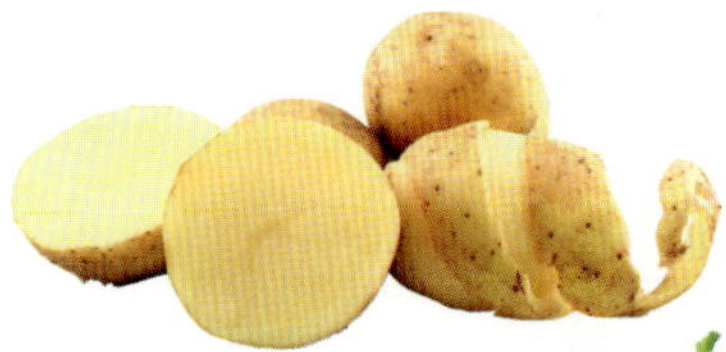

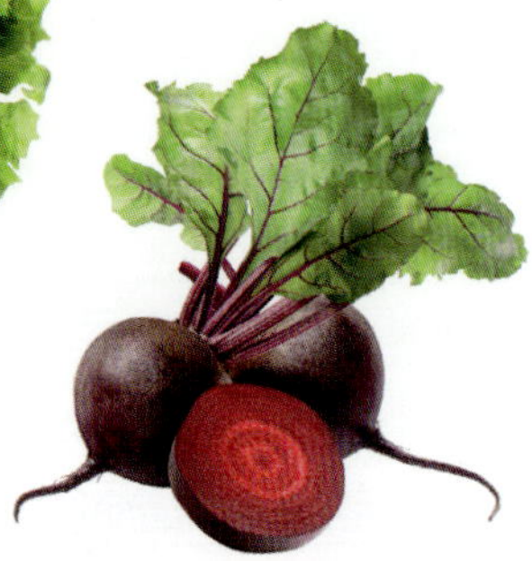

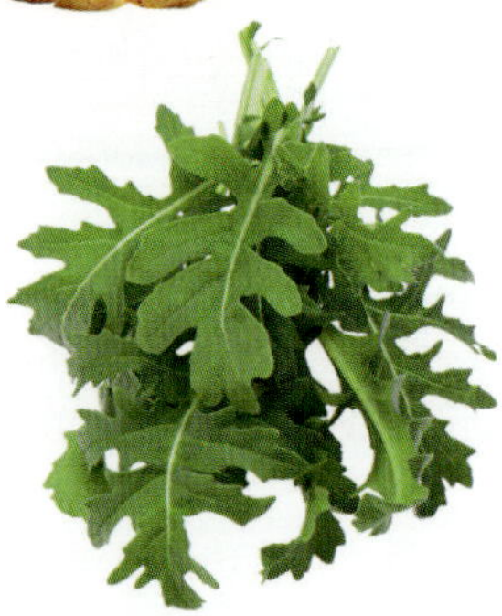

Lebensmittel und ihre Wirkung

Wir haben einige Lebensmittel, die im Frühjahr gedeihen, genauer unter die Lupe genommen. Hier liest du, was sie alles können.

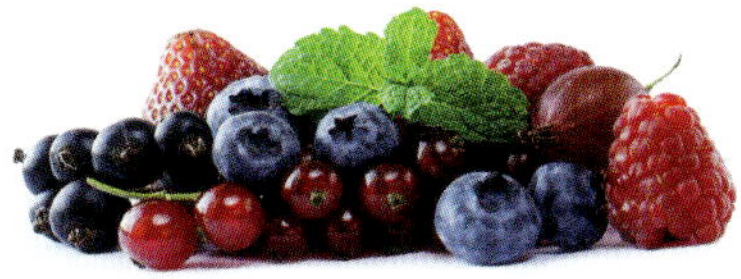

Beeren

Beeren aller Art sind nicht nur sehr lecker, sie sind auch prima Energiespender und Gesundheitsförderer.

Heidelbeeren wirken beispielsweise positiv auf den Darm. Das hübsche dunkle Blauviolett der Heidelbeere deutet auf die in den Beeren enthaltenen Flavone hin: Sie unterstützen die Blutbildung und fördern die Elastizität der Gefäße.

Frühlingskräuter

Die einzelnen Kräuter haben unterschiedliche Eigenschaften und dementsprechend unterschiedliche Wirkung.

Je nachdem, welche Kräuter du in deine Suppe gibst, kannst du deinen Körper auf unterschiedlichen Ebenen unterstützen. So wirkt Basilikum sehr gut auf den Magen, Brennnessel ist bekannt für seine harntreibende und blutreinigende Wirkung. Brennnesselsamen sind aufgrund ihres hohen Eisengehalts ein wertvolles Gut für Frauen.

Haferflocken

Hafer ist Naturmedizin pur! Er ist sehr proteinreich und enthält sechs essenzielle Aminosäuren, die der Körper nicht selbst bilden kann, aber für seine Arbeit braucht. Die Proteine des Hafers können vom Körper sehr gut verarbeitet werden, er ist daher ein sehr wertvolles Getreide. Überdies ist Hafer magenschonend: Seine löslichen Ballaststoffe bilden im Magen eine Art Schutzschild.

Radieschen

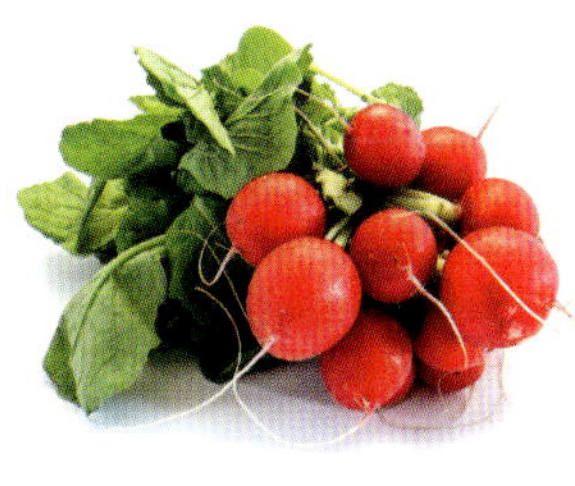

Rettich oder auch seine kleine Verwandte, das Radieschen, wirkt wie ein natürliches Antibiotikum. Die ätherischen Öle schützen den Darm. Auch auf die oberen Atemwege wirkt sich Rettich positiv aus.

Rhabarber

Rhabarber ist reich an Mineralien und unterstützt das Herz-Kreislauf-System. Darüber hinaus ist er sehr mild abführend und daher idealer Begleiter einer Frühjahrskur, weil er Leber und Darm schonend reinigt.

Rhabarber ist übrigens reich an Oxalsäure, daher sollte er nicht täglich gegessen werden. Und wusstest du, dass Rhabarber botanisch gesehen nicht zum Obst gehört, sondern ein Gemüse ist?

Spinat

Spinat ist reich an Folsäure und daher ideal für Frauen mit Kinderwunsch. Spinat fördert außerdem das Wachstum und unterstützt die Knochengesundheit. Sein hochwertiges Eiweiß und die zahlreichen Mineralstoffe machen den Spinat zu einem prima Energielieferanten.

Zimt

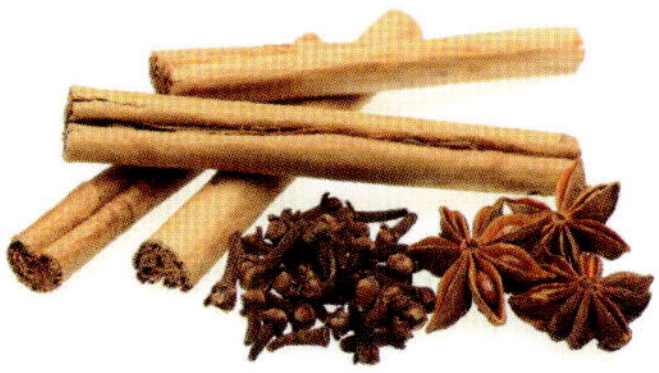

Zimt ist ein wunderbares Gewürz nicht nur für die süße Küche: Eine Prise Zimt schmeckt auch sehr gut in einem Linseneintopf!

Man sagt ihm nach, dass er den Blutzuckerspiegel reguliert, entzündungshemmend wirkt und das Immunsystem positiv unterstützt. Zudem gilt er als natürliches Aphrodisiakum.

Zucchini

Gurke, Kürbis, Melone und Zucchini haben eines gemeinsam: Sie alle sind Kürbisgewächse. Die Schalen der Zucchini enthalten reichlich Beta-Carotin. Die Kombination aus Bitter-, Schleim- und Mineralstoffen fördert die Darmgesundheit und unterstützt das Immunsystem.

Ernährungs-Info: Was ist Mindful Eating?

Achtsames Essen ersetzt die Selbstkritik durch Selbsternährung und ersetzt die Scham durch Respekt vor der eigenen inneren Weisheit.
JAN CHOSEN BAYS

Hinter Mindful Eating – achtsamem Essen – verbirgt sich keine neue, moderne Ernährungsform, sondern vielmehr eine innere Haltung dem Essen und sich selbst gegenüber.

Achtsames Essen bedeutet, während des Essens und Trinkens mit voller Aufmerksamkeit bei der Sache zu sein. Damit ist es die Grundlage jeglicher gesunden Ernährungsweise und die Basis für eine gesunde und würdigende Haltung dir selbst gegenüber.

Essen mit allen Sinnen

- Achte auf die Farben, Gerüche, Struktur, den Geschmack, die Temperatur und sogar darauf, wie sich das Essen im Mund anfühlt oder gar anhört.
- Rieche bewusst, kaue und schmecke genau, was deine Nahrungsmittel geschmacklich hervorbringen.
- Beobachte dich und deine Reaktion auf die Nahrung. Durch das bewusste Essen wird dein Körper auf allen Ebenen stimuliert.
- Überlege: Wie fühlt sich Hunger an, wie reagierst du auf Hunger? Wie fühlt es sich an, satt zu sein? Wann bist du satt?

Mindful Eating unterstützt dich dabei, dich nicht zu überessen. Du lernst, wann und wie viel Nahrung du brauchst.

Mit dieser sorgsamen und wohlwollenden Haltung dem Essen gegenüber wirst du nach einiger Zeit genau spüren, welche Lebensmittel dir gut tun und welche für dich weniger geeignet sind.

Der liebevolle Umgang mit den Speisen abseits spezieller Ernährungsformen bringt dich zurück zum ursprünglichen Sinn des Essens: Es soll dich nähren, dir

Kraft geben und deinem Körper Brennstoff geben, um seine Funktionen zu erhalten.

> *You gotta nourish to flourish – Du musst dich nähren, um zu wachsen.*
>
> UNBEKANNT

Durch das achtsame Essen lenkst du deine Aufmerksamkeit wieder auf die Handlung selbst und machst es nicht zu einer automatischen Tätigkeit zwischendurch. Du wirst genau merken, wann du satt bist, und wirst genau unterscheiden können, ob es sich um „richtigen Hunger" handelt oder um Appetit oder Hunger aus einer Emotion heraus (der Klassiker: Schokolade in Stress-Situationen).

Achtsames Essen ermöglicht dir zu erkennen, dass es keine richtige oder falsche Ernährungsform gibt. Sehr wohl aber gibt es unterschiedliche Ernährungsformen, die für die eine oder den anderen stimmig sind. Achtsames Essen bewertet nicht. Vielmehr geht es darum, das Angebot zu akzeptieren und zu merken, welche Nahrungsmittel zu dir passen und dir guttun.

> *Achtsam zu essen beginnt für mich bei meiner Einstellung zu mir selbst: einem liebevollen Umgang mit meinem Körper und einem respektvollen Umgang mit den uns zur Verfügung stehenden Ressourcen.*

Spinatsalat mit Spargel und Nussbröseln Für 2 Personen | 25 Minuten

Olivenöl
Balsamicoessig
1 TL Honig
1 TL Estragonsenf
200 g junger Spinat
1 Bund grüner Spargel
Butter zum Braten
100 g gemahlene Haselnüsse
Salz, Pfeffer

Olivenöl, Essig, Honig und Senf zu einem Dressing verrühren und mit Salz und Pfeffer abschmecken. Spinat waschen und gut abtropfen lassen.

Spargel waschen und in ca. 3 cm große Stücke schneiden. Salzwasser in einem Topf erhitzen und den Spargel darin etwa 10 Minuten bissfest kochen.

In einer Pfanne die Butter schmelzen. Die gemahlenen Nüsse zufügen und auf kleiner Flamme leicht bräunen lassen.

Die gegarten Spargelstücke abgießen und unter die Brösel mischen.

In einer Schüssel Spinat mit dem Dressing vermischen. Auf Teller verteilen und die Spargel-Nuss-Mischung darauf anrichten.

Tipp: Saisonale Variante: Der Salat schmeckt auch hervorragend mit frischen Erdbeeren!

Frühlingskräuter-Suppe

Für 4 Personen | 30 Minuten

- 250 g frische Kräuter (z. B. Brennnessel, Kresse, Schnittlauch, Sauerampfer)
- 3 mittelgroße Kartoffeln
- 1 kleine Zwiebel
- 500 ml Gemüsebrühe
- 150 ml Sahne oder pflanzliche Sahne (z. B. Hafer-Cuisine)
- 1 Prise Muskat
- 1 TL frisch gemahlener Pfeffer
- 1 Handvoll Gänseblümchenblüten zum Anrichten
- 1 TL Kokosöl

Die Kräuter waschen und fein schneiden.

Kartoffeln und Zwiebel schälen und in kleine Stücke schneiden. Beides in einem Topf mit Kokosöl anschwitzen, mit Suppe aufgießen und dünsten, bis die Kartoffeln weich sind.

Die gehackten Kräuter dazugeben und nur kurz mitkochen, damit Geschmack und Farbe erhalten bleiben.

Sahne hinzufügen, die Suppe pürieren und mit Salz, Pfeffer und Muskat abschmecken.
Mit Gänseblümchenblüten servieren.

Ein Rezept für selbstgemachte Gemüsebrühe findest du rechts.

Gemüsebrühe Für 4–5 Portionen | 2 ½ Stunden (2 Stunden Kochzeit)

3 mittelgroße Karotten
1 mittelgroße Sellerieknolle
1 Stange Porree
1 mittelgroße Fenchelknolle
1 Petersilienwurzel (oder Pastinake)
2 mittelgroße Zwiebeln
2 Knoblauchzehen
½ Bund Petersilie
½ Bund Liebstöckel
½ TL getrockneter Majoran
½ TL Fenchelsamen
2 cm frische Ingwerwurzel (nach Belieben)
2 Lorbeerblätter
1 TL Salz
½ TL Pfeffer, frisch gemahlen
Wasser

Das Gemüse putzen, nach Bedarf schälen und in kleine Stücke schneiden. In einem großen Topf mit Wasser bedecken.

Die Kräuter und Gewürze (außer Salz und Pfeffer) in 1–2 offene Teebeutel füllen, die Beutel mit einem Knoten verschließen und ins Wasser legen.

Die Brühe bei mittlerer Hitze für mindestens 2 Stunden kochen. Dann die Teebeutel entfernen und die Brühe mit Salz und Pfeffer abschmecken.

Lasagne mit Zucchini 2–4 Personen | 40 Minuten

1 große Zucchini
1 Karotte
½ Gurke, geschält und entkernt
2 Frühlingszwiebeln oder 1 weiße Zwiebel
1 Knoblauchzehe
4 Tomaten
Olivenöl
1 Dose geschälte Tomaten
3 EL Tomatenmark
1 Bund Petersilie
1 EL Suppenwürze
Kräutersalz, Pfeffer
1 Pkg. Lasagneblätter

Backofen auf 200 °C (Umluft) vorheizen.

Zucchini waschen und der Länge nach in dünne Scheiben schneiden. Gemüse klein schneiden. Zwiebel und Knoblauch hacken.

Die Tomaten kreuzförmig einschneiden und in einer Schüssel mit heißem Wasser übergießen.

In einer Pfanne Olivenöl erhitzen und das Gemüse darin andünsten.

Nach etwa 5 Minuten die Tomaten aus dem Wasser nehmen und Haut und Strunk entfernen. Das Fruchtfleisch klein schneiden und in die Pfanne zugeben. Dosentomaten und Tomatenmark unterrühren und mit den Gewürzen abschmecken.

Für die Mandel-Béchamel
1 TL Butter
1 TL Suppenwürze
200 ml Wasser
4 EL weißes Mandelmus
Muskat, Pfeffer

In einem kleinen Topf Butter zerlassen und die Suppenwürze darin leicht anbraten. Mit Wasser ablöschen und das Mandelmus zufügen. Alles zusammen auf höchster Stufe aufkochen und zu einer eher dickflüssigen Sauce einkochen lassen. Bei Bedarf etwas mehr Mandelmus zugeben. Zum Schluss mit Pfeffer und Muskat abschmecken.

Die Auflaufform mit ein wenig Olivenöl einfetten. Abwechselnd je eine Schicht Zucchini, Lasagneblätter, Tomatensauce und Béchamel hineinfüllen und mit Béchamel abschließen.

Im Ofen ca. 25 Minuten backen.

Gemüsemuffins mit Radieschen-Dip Für 4 Personen | 45 Minuten

170 g Dinkelmehl

1 Pkg. Weinstein-Backpulver

1 Ei

100 ml Wasser oder Milch

3 EL geriebener Käse (z. B. Parmesan, Gouda)

Salz, Pfeffer

1 TL getrocknetes Basilikum

220 g Gemüse nach Wahl (Karotten, Zucchini, Paprika, …)

Für den Dip

1 Becher griechisches Joghurt

½ Knoblauchzehe

Salz, Pfeffer

1 Bund Radieschen

1 Handvoll Radieschengrün oder Gewürzblüten zum Anrichten

Backofen auf 180 °C vorheizen.

Mehl, Backpulver, Ei, Milch, Käse und Gewürze verrühren. Gemüse fein raspeln oder in einer Küchenmaschine zerkleinern.

Das Gemüse untermengen und die Masse in Muffinförmchen setzen. Die Muffins im Ofen ca. 20–25 Minuten backen.

Inzwischen für den Dip alle Zutaten miteinander verrühren. Die fertigen Muffins mit dem Dip anrichten.

Hält länger!
Die gebackenen Muffins halten sich 2–3 Tage im Kühlschrank.

Tipp: Die Muffins sind ein idealer Kinder-Snack für zwischendurch.

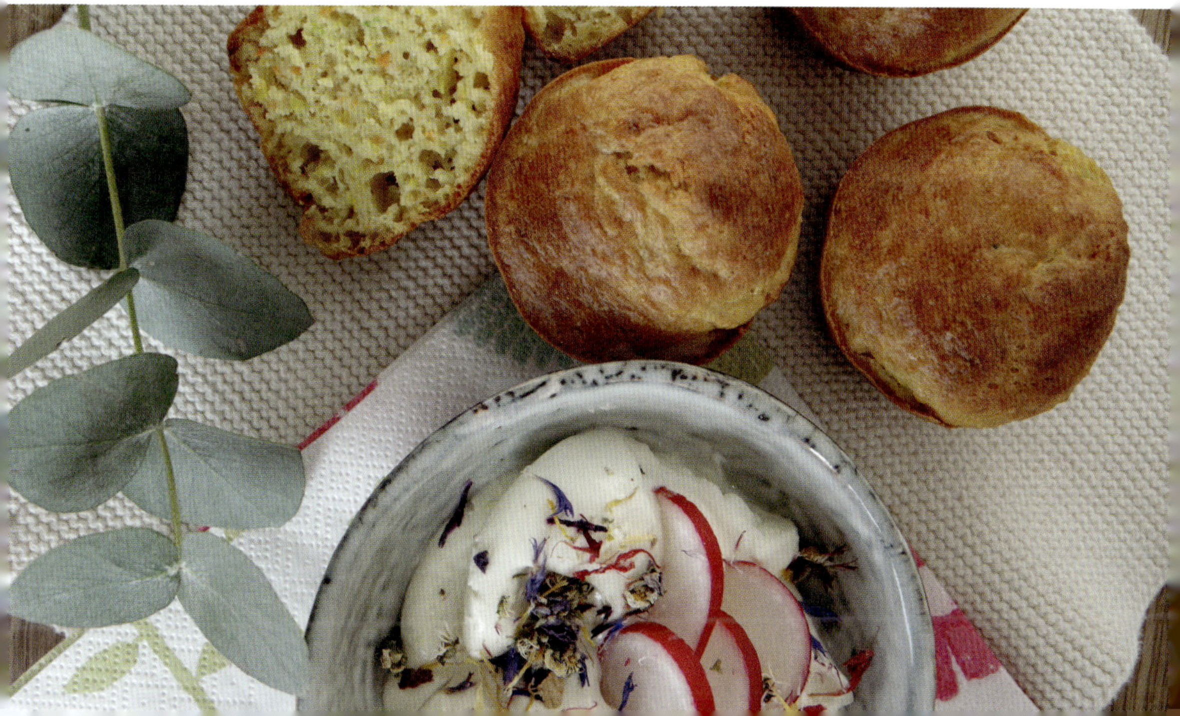

Beeren-Crumble Für 3–4 Personen | 30 Minuten

500 g gemischte Beeren

1 Handvoll gehackte Cashewkerne

2 TL Zimt

1 EL Honig oder Süßungsmittel nach Wahl

1 Prise Salz

Für die Crumble

125 g weiche Butter

150 g Mehl

100 g gemahlene Mandeln

Backofen auf 160 °C vorheizen.

Beeren waschen und abtropfen lassen. Mit den übrigen Zutaten vermischen und die Masse in eine gefettete Auflaufform oder kleine Einzelförmchen füllen.

Für die Crumble Butter, Mehl und Mandeln mit den Fingern verkneten und über der Beerenmasse verteilen, sodass ein Deckel entsteht.

Bei 160 °C ca. 20 Minuten backen.

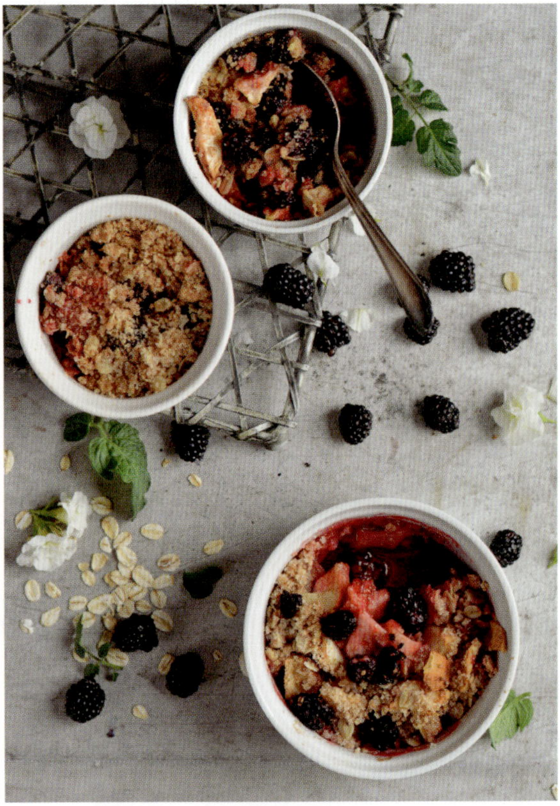

Variante

Apfel-Crumble mit Vanillesauce Für 3–4 Personen | 40 Minuten

3 Äpfel

1 Handvoll gehackte Cashews

3 EL Rosinen

1 EL Rum (für Kinder den Rum weglassen!)

2 TL Zimt

1 Prise Salz

Für die Crumble

125 g weiche Butter

150 g Mehl

100 g gemahlene Mandeln

Für die Vanillesauce

500 ml Milch

1 EL natürliches Vanillearoma

1 EL gemahlene Vanille

1 Eigelb

3 EL Zucker

2 EL Maisstärke

Den Backofen auf 160 °C vorheizen.

Äpfel schälen, entkernen und in kleine, dünne Stücke schneiden. Die übrigen Zutaten untermengen und die Masse in eine gefettete Auflaufform füllen.

Für die Crumble Butter, Mehl und Mandeln mit den Fingern zu einem Teig verkneten und über der Apfelmasse verteilen.

Bei 160 °C ca. 30 Minuten backen.

In der Zwischenzeit für die Sauce Milch mit Vanillearoma und gemahlener Vanille aufkochen und 5 Minuten ziehen lassen. In einer Schüssel Eigelb mit Zucker verrühren und die Mischung beiseite stellen.

Sobald die Milch durchgezogen ist, einige Esslöffel abnehmen und mit der Ei-Zucker-Mischung verrühren. Achtung, die Milch sollte nicht mehr zu heiß sein, sonst stockt das Ei!

Nochmals etwas Milch abnehmen und in einer kleinen Schüssel mit Maisstärke anrühren.

Nun die Stärkemischung und die Eimischung in die übrige Milch einrühren und bei mittlerer Hitze unter ständigem Rühren leicht köcheln lassen. Wenn sich alles gut vermischt hat und die Sauce eingedickt ist, beiseite stellen.

Crumble aus dem Ofen nehmen, abkühlen lassen und anschließend mit der Vanillesauce (kalt oder warm) servieren.

Wer möchte, kann noch etwas Puderzucker darüberstreuen.

Schnelle Müsliriegel Für ca. 6–8 Stück | 40 Minuten

60 g gemischte trockene Zutaten (z. B. Haferflocken, Cornflakes, getrocknete Apfelstücke, gehackte Nüsse, Rosinen)
75 g Kokosöl
4 EL Rohrzucker
3 EL Honig
Zimt
1 Prise Salz

Alle trockenen Zutaten vermengen.

Kokosöl mit Zucker und Honig in einem Topf zerlassen. Anschließend die trockenen Zutaten untermischen und mit Zimt und Salz würzen.

Eine Auflaufform mit Backpapier auslegen, die Masse darin verteilen und gut andrücken.

Bei 180 °C ca. 25 Minuten backen.

Die fertigen Riegel vollständig auskühlen lassen und dann in eine beliebige Form schneiden.

Bärlauch-Quark Für 4 Personen | 15 Minuten

100 g frischer Bärlauch
500 g Quark
½ Becher Sauerrahm
5 EL Olivenöl
50 g zimmerwarme Butter
etwas Agavendicksaft
Salz, Pfeffer

Einfach alle Zutaten im Mixer zerkleinern und vermischen.

Anschließend nach Bedarf abschmecken und kalt stellen.

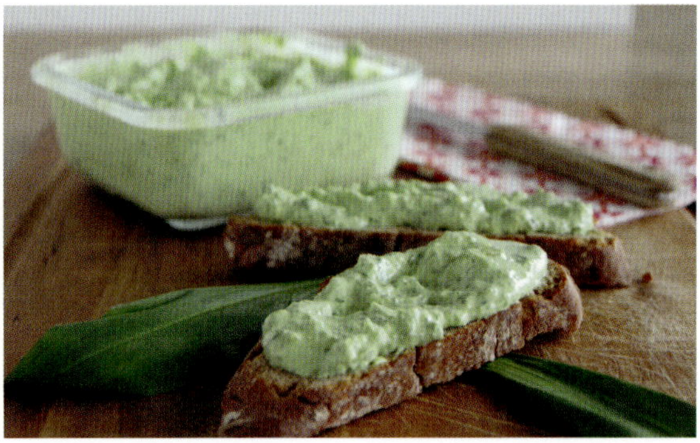

Eingelegte Zucchini Für ca. 5 Gläser | 30 Minuten

500 g Zucchini
150 ml Weißweinessig
150 ml Wasser
2 EL Salz
1 TL gemahlene Nelken
1 TL Piment
5 Thymianzweige
100 g Honig

Zucchini waschen und in 1 cm dicke Scheiben oder beliebig in Stifte schneiden.

Essig, Wasser, Gewürze, Salz und Honig in einem Topf zum Kochen bringen. Sterile Gläser bereitstellen und die Zucchinistücke auf die Gläser verteilen. Sobald der Sud kocht, vom Herd nehmen und etwas abkühlen lassen. Den Sud heiß, aber nicht kochend über die Zucchini gießen. Die Gläser fest verschließen und auf den Kopf stellen. Vollständig auskühlen lassen und für einige Tage durchziehen lassen. Dann sind die Zucchini essfertig.

Tipp: Zum Sterilisieren die Gläser einfach im Backofen für 20 Minuten bei 100 °C erhitzen.

Rhabarbersirup 40 Minuten

1 kg frischer Rhabarber
1 TL gemahlene Vanille
400–500 ml Wasser
Saft von 1 Zitrone
700 g Sirupzucker oder Kristallzucker

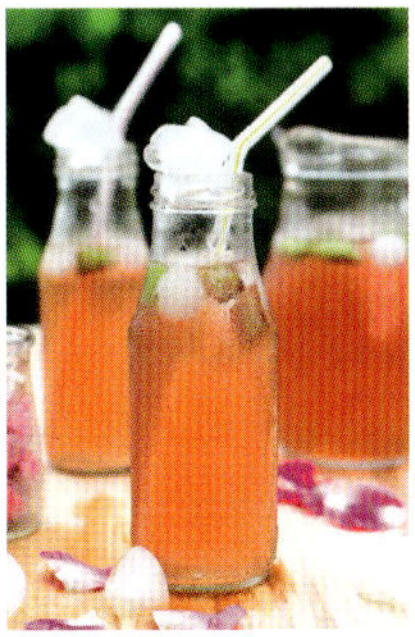

Rhabarber waschen und mitsamt der Schale in kleine Stücke schneiden. In einem Topf mit Wasser so lange köcheln lassen, bis der Rhabarber sehr weich ist. Alles zusammen durch ein sehr feines Sieb in einen weiteren Topf gießen und die Rhabarberstücke gut ausdrücken.

Zitronensaft, Vanille und Zucker zu der Flüssigkeit in den Topf geben und so lange rühren, bis der Zucker sich auflöst. Danach einmal kurz aufkochen lassen und in saubere Flaschen abfüllen.

Den Saft kühl und dunkel lagern.

Body & Mind

Achtsamkeit im Frühling

Achte auf deine Gedanken, denn sie werden Worte.
Achte auf deine Worte, denn sie werden Handlungen.
Achte auf deine Handlungen, denn sie werden Gewohnheiten.
Achte auf deine Gewohnheiten, denn sie werden dein Charakter.
Achte auf deinen Charakter, denn er wird dein Schicksal.

AUS DEM TALMUD

Alles beginnt mit einem Gedanken – ganz so, wie es im Talmud so schön beschrieben ist.

Das gilt auch für ganz alltägliche Dinge. Sieh dich nur einmal um an dem Ort, an dem du dich gerade befindest: Die Sitzgelegenheit, auf der du jetzt vielleicht sitzt, ist entstanden, weil irgendwann einmal jemand bequem sitzen wollte und die Idee dazu hatte. Alle Dinge um dich herum, alle menschlichen Entwicklungen hatten ihren Anfang in einem Gedanken. Auch dieses Buch.

Da auch der Frühling einen Anfang symbolisiert, ist er ein guter Zeitpunkt, um diese Energie in die Grundlage aller Dinge in deinem Leben zu lenken: in deine Gedanken. Denn so unscheinbar sie oft wirken mögen, so machtvoll sind sie doch. All die Entscheidungen in deinem Leben – die großen und die kleinen –, die dich bis zu diesem Augenblick geführt haben, hast du aufgrund von Gedanken getroffen. Und auch allen Entscheidungen, die du nicht triffst, liegen Gedanken zugrunde.

Laut Forschungen denkst du um die 60.000 Gedanken pro Tag – eine riesige Menge, oder? Viele davon sind unwichtig, die meisten wiederholen sich tagtäglich. Im Normalfall sind dir 80 bis 90 % davon nicht bewusst. Und nur ungefähr 3 % dieser 60.000 Gedanken sind positiv, aufbauend und freudespendend.

Freudespendend übrigens im wahrsten Sinne des Wortes: Denn deine Emotionen entstehen durch deine Gedanken. Wenn du an etwas Bestimmtes denkst, schüttet dein Gehirn entsprechende Botenstoffe aus, die bestimmte Gefühle in deinem Körper erzeugen. Die bei uns gebräuchliche Redewendung „Daran darf ich gar nicht denken!" („... weil es mir dann z. B. schlecht geht") bezieht sich auf genau diesen Vorgang.

Wenn du möchtest, probiere folgendes Experiment aus:

Nimm dir einen Augenblick Zeit und beobachte, wie du dich jetzt fühlst. Fühlst du dich gerade wohl, ruhig, freudig, harmonisch, neutral oder eher unruhig, unausgeglichen? Ist dein Körper im Moment eher angespannt oder entspannt?

Nun denke an ein beglückendes Erlebnis aus deiner Vergangenheit: Vielleicht an ein Fest, einen Geburtstag, eine Reise, ein Abenteuer, einen schönen Abend, einen Ausflug ... Denke an ein freudiges oder lustiges Ereignis, an das du dich gerne erinnerst, und tauche gedanklich ganz in dieses Ereignis ein. Wo genau hat es stattgefunden? Zu welcher Jahreszeit? Wie war das Wetter? War es tagsüber oder nachts? In der Natur oder in einem Gebäude? War es warm oder kühl, hell oder dunkel, laut oder leise an diesem Ort? Gab es dort einen speziellen Geruch? Gab es einen bestimmten Anlass? Welche Personen waren involviert? Wer hat was gesagt oder getan? Was hast du gesagt oder getan? Was war für dich das Schönste an diesem Erlebnis? Wie hast du dich dabei gefühlt? War es dankbar, liebevoll, freudig, begeistert, glücklich, fröhlich, positiv überrascht, ausgelassen, frei, lebendig, geliebt, energiegeladen, vital, wertvoll, verbunden, inspiriert, leicht ...? Wo in deinem Körper hast du diese Gefühle gespürt und wie? Was fühlst du jetzt, wenn du daran denkst?

Und wenn du wieder ins Hier und Jetzt zurückkehrst: Hast du gespürt, wie dein Körper mit positiven Gefühlen reagiert, während du deine Gedanken in eine positive Richtung lenkst? Wie haben sich deine Gefühle nun verändert, alleine durch diese gedankliche Übung?

Hier zeigt sich: Deine Gedanken bestimmen maßgeblich, wie du dich fühlst. Positive Gedanken erzeugen positive Gefühle, negative Gedanken erzeugen negative Gefühle.

Und wer bestimmt, was du denkst? – Allein DU! ☺

Wenn du dir darüber klar wirst, was sich gedanklich in dir abspielt, kannst du dein Denken gezielter steuern: Es kann dann freudiger oder unterstützend sein. Die folgende Achtsamkeitsübung hilft dir dabei.

Achtsamkeitsübung für den Frühling

Gedanken beobachten & neue Gedanken säen

Nimm dir etwas Zeit und begib dich an einen ruhigen, bequemen Platz, an dem du ungestört bist. Stelle dir, wenn du magst, einen Timer für 5–10 Minuten.

Atme zu Beginn ein paar Mal tief ein und aus, genieße bewusst das köstliche Geschenk des Atems und entspanne dabei nach und nach deinen Körper.

Stell dir nun vor, du bist der neutrale Beobachter deiner Gedanken. Denke: „Ich bin nicht meine Gedanken – ich beobachte sie." Über die nächsten paar Minuten (oder die Dauer deines Timers) beobachte nun deine Gedanken. Verändere sie nicht, greif nicht ein und bewerte sie nicht, sondern betrachte sie nur. Wenn du merkst, dass dich ein Gedanke einfängt und du abschweifst, kehre bewusst wieder auf deinen Beobachtungsposten zurück. Du kannst deine Gedanken auch notieren, das macht es einfacher, in der Beobachterrolle zu bleiben.

Wahrscheinlich wirst du danach erstaunt sein, was dir da so alles durch den Kopf gegangen ist und wie sprunghaft dein Verstand ist. Es werden dir bestimmt auch Gedanken bewusst geworden sein, die hinderlich für dich, dein Leben, deine Wünsche sind oder vielleicht auch einfach nur unnütz.

Wähle einen davon aus und ersetze ihn durch einen positiven, förderlichen Gedanken. Notiere dir diesen Gedanken. Es sollte ein Gedanke sein, der wirklich angenehme Gefühle in dir weckt. Denke diesen Gedanken bewusst, so oft es dir möglich ist. Betrachte ihn als einen Samen für das Gute, das in dir keimen, wachsen und erblühen darf.

Tipp: Am Ende jedes Jahreszeitkapitels findest du Vorschläge für solche positiven Leitgedanken oder Affirmationen. Du kannst dir je einen oder mehrere auswählen und sie auch markieren.

Selbstcoaching-Übung in zwei Schritten

Die Vorstellungskraft ist der Anfang der Schöpfung.
Man stellt sich vor, was man will.
Man will, was man sich vorstellt,
und am Ende erschafft man, was man will.

GEORGE BERNARD SHAW

Motivations- und Wunscherfüllungsbild

Du brauchst:

- einen Notizblock und einen Stift,
- ein Foto von dir, auf dem du glücklich bist,
- einen Bilderrahmen (am besten DIN A3) oder ein Blatt Papier (DIN A3),
- Fotos bzw. Bilder, die für deine Wünsche stehen (eigene Fotos bzw. Bilder aus Zeitschriften, Magazinen oder auch dem Internet, die das abbilden oder symbolisieren, was du erreichen möchtest – ob Lebensfreude, Ruhe, Wohnung, Auto, Wunschfigur, eine neue Arbeit oder etwas, das in deinen Augen für eine glückliche Beziehung steht)
- Klebstoff,
- bunte Stifte nach Bedarf,
- eventuell Sprüche oder Gedichte, die dich motivieren und inspirieren

So geht's:

Schritt 1:
Beantworte auf dem Notizblock folgende Fragen:

- In welchem Bereich kann dieser Frühling ein guter Anfang für mich sein?
- Was tut mir gut? Was stärkt und nährt mich?
- Was möchte ich in meinem Leben vermehren?
- Was möchte ich in meinem Leben neu oder anders gestalten?
- Welche Projekte möchten in Angriff genommen oder verwirklicht werden?
- Welche Herzenswünsche, die mich betreffen, dürfen sich erfüllen?

Schritt 2:
Gestalte eine Collage mit den erwünschten Veränderungen. Gestalte dieses Bild so, als wären sie schon geschehen.

Klebe das Foto von dir in die Mitte des Bildes und positioniere rundherum all die Bilder, die die positiven Veränderungen symbolisieren.

Hänge dieses Bild an einem Ort auf, an dem dich oft aufhältst, damit du es so oft wie möglich siehst. Je mehr du in die positiven Emotionen eintauchst, die dieses Bild in dir auslöst, und je öfter du dich im erwünschten Endzustand siehst, desto magnetischer wirst du für die Erfüllung deiner Wünsche.

Entspannung und Meditation

Wir können den Wind nicht bestimmen, aber wir können die Segel richtig setzen.

LUCIUS ANNAEUS SENECA

Reise in deinen inneren Garten

Nimm dir etwa eine halbe Stunde Zeit. Mach es dir an einem ruhigen und ungestörten Ort bequem.

Nimm ein paar tiefe Atemzüge und signalisiere so deinem Körper und deiner Psyche den Beginn einer Entspannung. Fokussiere nun weiter auf deinen Atem: Atme ein paar Mal tief ein und verfolge den Fluss deines Atems in deinem Körper. Spüre, wie er durch die Nase einströmt, durch Rachen und Hals in die Lunge fließt, wie sich Brustkorb und Bauchdecke dabei heben, fühle, wie beim Ausatmen alles Verbrauchte deinen Körper verlässt, wie sich Brust und Bauch wieder senken und leer werden.

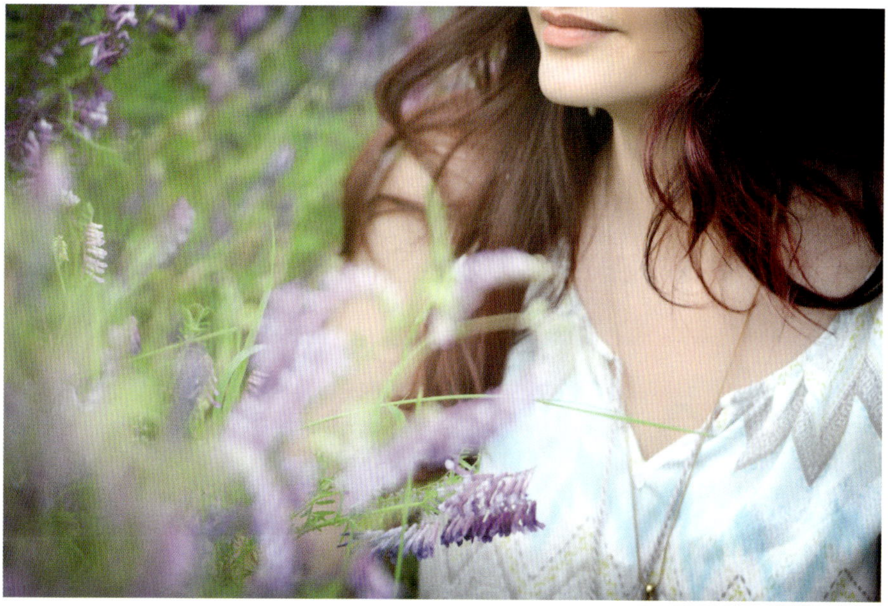

Lass dich nun mit jedem Atemzug weiter in deine helle Innenwelt sinken. Wie eine leichte Feder, die sanft durch die Luft gleitet und immer weiter hinab sinkt. Immer tiefer in dein Inneres. Sei wie die Feder, die durch die Luft segelt, von der Luft getragen wird, und sinke ruhig und stetig immer tiefer.

Sieh, wie unter dir nun allmählich dein innerer Garten auftaucht, und lande dort sanft an einem sicheren Ort. Wie fühlt sich der Boden an, auf dem du gelandet bist? Ist er weich oder hart? Warm oder kühl? Bewachsen, holzig, sandig, steinig? Welche Tageszeit ist gerade in deinem inneren Garten? Welches Wetter? Sieh dich um: Wie wirkt dein Garten auf dich? Es gibt dabei kein Richtig oder Falsch, und alles ist veränderbar. Erkunde deinen inneren Garten genauer: Ist er groß oder eher klein? Gepflegt oder verwildert? Strukturiert, natürlich, chaotisch? Welche Pflanzen wachsen hier? Gibt es Pflanzen, die überwiegen oder für dich besonders herausstechen? Gibt es Wege in deinem Garten? Wie sind sie beschaffen? Gibt es besondere Plätze? Gibt es Gebäude darin? Sind diese gepflegt oder baufällig? Woraus sind sie gebaut?

Wie wohl fühlst du dich in deinem Garten?

Was möchtest du darin verändern?

Was möchtest du entfernen und wofür könnte das in deinem Leben stehen?

Welche Samen möchtest du säen, und was könnten diese in dein Leben bringen?

Lass deiner Fantasie freien Lauf: Pflanze zum Beispiel einen Baum der Freude, einen Strauch der Leichtigkeit oder ein Blumenbeet des Erfolgs. Es ist dein Garten, du hast freie Hand. Du kannst alles darin verändern, was du möchtest, ein Gedanke genügt. Gestalte deinen Garten so, dass du dich dort wohlfühlst, und sei dabei kreativ.

Zum Schluss kehre langsam aus deinem Garten zurück. Überlege: Wie könnte sich die Veränderung deines inneren Gartens in deinem Leben bemerkbar machen? Wie würde sich das für dich anfühlen?

Frühlingsritual

Visionen ohne Taten sind Tagträume.
Taten ohne Visionen sind Alpträume.
VOLKSWEISHEIT

Wunschsamen säen

Du brauchst:

- Ruhe und etwas Zeit
- Blumensamen oder Blumenzwiebeln deiner Wahl
- eine kleine Schaufel
- ein Fleckchen Natur oder einen Blumentopf mit Erde

So geht's:

Beantworte folgende Fragen:
Welche Samen sollen im übertragenen Sinn in deinem Leben wachsen?
Was soll für dich oder in dir „aufgehen"?
Notiere dir deine Herzenswünsche für dieses Frühjahr.

Betrachte die Samen der Pflanzen oder die Blumenzwiebel als die Samen deiner Wünsche. Pflanze sie liebevoll und feierlich ein, in dem Bewusstsein, dass sie wachsen und gedeihen mögen. Schenke ihnen deine Aufmerksamkeit und deinen Segen, sodass sie zu deinem Segen werden mögen.

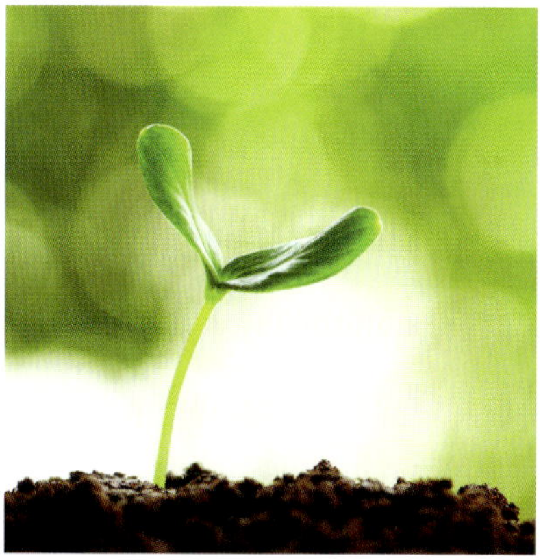

Atemübungen

Um der Frühjahrsmüdigkeit vorzubeugen oder entgegenzuwirken, stellen wir dir hier zwei aktivierende Atemübungen vor.

Wichtig: Atme bevorzugt durch die Nase ein.

Und: Keine Übertreibungen! Sollte dir schwindlig werden, pausiere oder beende die Übung.

Vital-Atem

- Stelle oder setze dich aufrecht hin.
- Lege eine Hand auf den Bauch, die andere Hand auf die Brust.
- Atme nun langsam und gleichmäßig ganz tief in beide Handflächen hinein ein, bis sich deine Lungen maximal ausgedehnt haben.
- Halte den Atem kurz an.
- Atme vollständig, gleichmäßig und nicht zu heftig in einem Schwall aus. Wenn du den Effekt verstärken möchtest, beuge dich beim Ausatmen nach vorne.
- Dein Körper bleibt dabei völlig entspannt. Auch die Schultern und dein Gesicht.
- Wiederhole diese Atemtechnik ein paar Mal.

Power-Atem

- Stelle dich aufrecht und locker hin, die Knie leicht gebeugt.
- Beginne ganz leicht mit den Knien zu wippen.
- Hebe deine Arme ein paar Zentimeter an und atme dann kurz ein. Unterbrich das Einatmen, hebe die Arme weiter und atme wieder kurz ein. Setz dies fort, bis du mindestens 10-mal hintereinander kurz eingeatmet hast, ohne dazwischen auszuatmen, und die Arme ganz oben sind.
- Halte den Atem kurz an und strecke dich.
- Senke die Arme vollständig ab und atme dabei gründlich aus.
- Wiederhole diesen Zyklus einige Male.

Körperübungen

Vitalkick durch sanftes Schütteln

Schüttle dir sanft den Winter aus deinem Körper, streife Altes und Verbrauchtes ab, steigere und spüre deine Vitalität! Diese Übung bringt spürbar mehr Power und Energie in deinen Körper und mehr Leichtigkeit in deine Gedanken.

Wenn du magst, unterstütze die Übung durch rhythmische Musik.

So geht's:

- Stelle dich aufrecht und gerade hin.
- Beginne nun sanft deine Finger zu bewegen, lass die Bewegung langsam in deine Hände, dann in die Arme und in die Schultern übergehen.
- Schüttle sie rhythmisch in der Intensität, die dir gerade guttut, und stelle dir dabei vor, wie du alles Schwere und alles Belastende von dir abschüttelst.
- Lass das Schütteln langsam auf den ganzen Körper übergehen. Du kannst dich dabei auch nach vorne beugen und den Oberkörper locker ausschütteln. Stell dir dabei vor, wie du alle negativen Emotionen abschüttelst.
- Setze diese Übung ein paar Minuten fort. Variiere dabei die Intensität deiner Bewegungen und lass los. Lass „dich" dabei los und lass deinen Körper sich bewegen, wie er gerade möchte.
- Komme wieder zur Ruhe und beende die Übung, indem du deinen ganzen Körper von oben nach unten mit den Händen abstreifst. Stelle dir dabei vor, wie frische Energie von der Sonne in deinen Körper strömt und du sie mit deinen Händen verteilst.

Yogaübung: Schmetterling

„Ich bin leicht, freudig und frei"

Körperliche Wirkung: wirkt auf Herz, Lungen, Leber und Milz; öffnet den Brustraum, entspannt den Schultergürtel, stärkt den Rücken und weitet das Becken
Psychische Wirkung: macht geistig frisch und munter, wirkt befreiend und öffnend für alles Gute und Schöne

So geht's:

- Setze dich mit angewinkelten Beinen auf den Boden, die Fußsohlen aneinandergelegt, die Hände umschließen die Zehen.
- Schließe die Augen, lege ein Lächeln auf deine Lippen und spüre einen Moment, an welchen Stellen dein Körper auf dem Boden aufliegt.
- Wippe mit den Knien rhythmisch auf und ab, wie die Flügelbewegung eines Schmetterlings.
- Beim Einatmen hebe leicht den Kopf, schiebe das Brustbein nach vorne und die Schultern nach hinten und unten.
- Beim Ausatmen senke das Kinn zum Brustbein und runde deinen Rücken.
- Führe diese Bewegungen ein paar Minuten lang aus.
- Wenn du magst, wiederhole in Gedanken beim Einatmen „Ich bin leicht, ..." und beim Ausatmen „... freudig und frei".

Wichtig: Bleib locker dabei. Die Bewegung ist ein Wechsel zwischen leichter Anspannung und Entspannung. Achte darauf, dass auch deine Gesichtszüge entspannt sind. Und lächle!

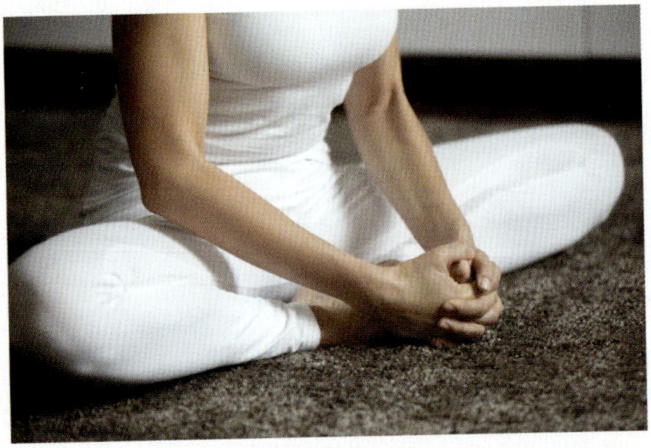

Räuchern im Frühling

Für das Räuchern im Frühling eignen sich folgende Pflanzen besonders gut:

Beifuß

Anwendung: 1 Prise (nach Belieben mehr) getrocknetes Beifußkraut (z. B. Beifußtee aus der Apotheke)

Wirkung: Beifuß wird auch „die Mutter der Kräuter" genannt und soll über eine starke Heilkraft verfügen. Verräuchert wirkt er stark reinigend, gibt neue Energie und stärkt die Lebenskraft.

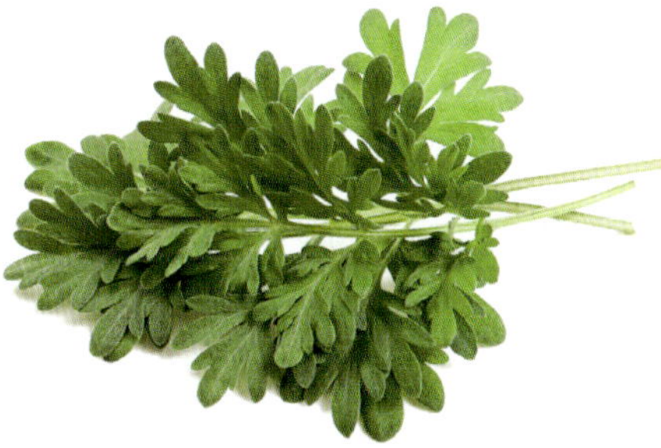

Rosmarin

Anwendung: 1 Prise (nach Belieben mehr) getrocknete Rosmarinnadeln

Wirkung: Rosmarin wird auch als Sonnenkraut bezeichnet. Sein Rauch wirkt anregend, stimulierend und reinigend. Er stimmt optimistisch und zufrieden, stärkt das Selbstvertrauen und fördert einen klaren, wachen Geist.

Birke

Anwendung: getrocknete Blätter, getrocknetes und geraspeltes Holz oder getrocknete Rinde, zerkleinert. Alternativ eignet sich Birkenblättertee (aus der Apotheke).

Wirkung: Die Birke gilt als Baum der Geburt und des Neubeginns. Sie reinigt, beruhigt, bringt Leichtigkeit, entspannt und befreit. Sie öffnet den Geist für Inspiration und Flexibilität.

Home Spa

Diffuser-Mischung

Variante 1
1 Tropfen Zitrone
1 Tropfen Orange
2 Tropfen Grapefruit

Variante 2
3 Tropfen Orange
2 Tropfen Ingwer
2 Tropfen Ylang Ylang

So wirken die Öle

Zitrone: Öl für mentale Klarheit
desinfizierend, entzündungshemmend, stimmungsaufhellend, aktivierend, konzentrationsfördernd

Orange: Öl für Kreativität und Fülle
antibakteriell, antiviral, immunstimulierend, belebend, entspannend, aufhellend

Grapefruit: Öl für respektvollen und ehrenden Umgang mit dem eigenen Körper
desinfizierend, luftreinigend, immunstimulierend, anregend, konzentrationsfördernd, stimmungsaufhellend

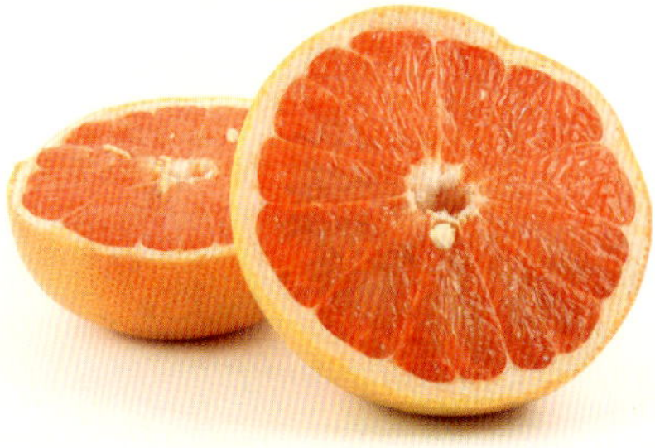

Ingwer: Öl für Stärkung und Selbstwertsteigerung
vitalisierend, schmerzstillend, antiviral, stimmungsau regenerierend, entspannend

Ylang Yang: Öl für das innere Kind
stärkend, stimmungsaufhellend, vitalisierend, ausgleichend, beruhigend, erotisierend-aphrodisierend

Tee

Happy Liver

1 TL getrocknete Brennnesselblätter oder 5 frische Blätter
½ TL getrocknete Mariendistel
½ TL Petersilie (frisch oder getrocknet)
Saft von ½ Zitrone
1 TL Honig

Brennnesselblätter, Mariendistel und Petersilie in ein Teesieb geben. Das Sieb in eine Tasse oder eine Kanne hängen und mit heißem Wasser aufgießen. Etwa 8–10 Minuten ziehen lassen. Abseihen, dann Zitronensaft und Honig unterrühren.

Die Brennnessel ist bekannt für ihre harntreibende und reinigende Wirkung. Durch ihre Bitterstoffe ist sie auch ein idealer Unterstützer für die Leber.

Die Mariendistel ist das Leberkraut schlechthin. Man sagt ihr sogar nach, dass sie als einzige Pflanze die Leber vollständig regenerieren kann.

Petersilie ist reich an Chlorophyll, das Pflanzen ihre grüne Farbe verleiht und für die Photosynthese verantwortlich ist. Chlorophyll unterstützt unseren Körper bei der Blutreinigung.

Die Zitrone stärkt das Immunsystem und entgiftet zusätzlich.

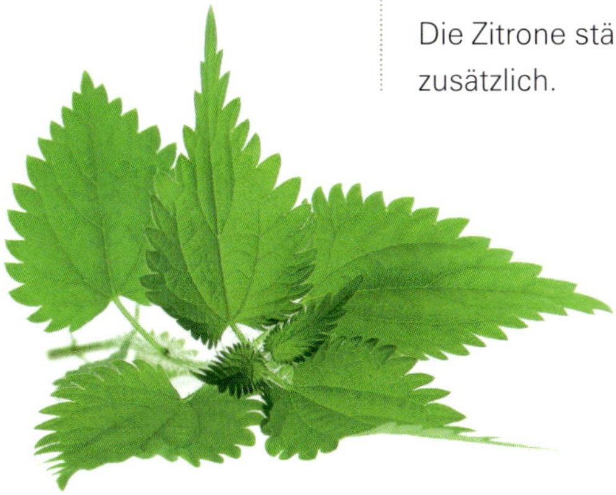

Äußere Anwendungen für den Körper

Leberwickel

Unsere Leber ist mit ca. 1,5–2 kg eines der größten Organe in unserem Körper. Sie ist wesentlich für die Entgiftung, sowohl auf körperlicher wie auch auf psychischer Ebene.

Um die Leber bei ihrer täglichen Arbeit zu unterstützen, schwört die Alternativmedizin auf den Leberwickel – ob Hildegard von Bingen, Dr. Kneipp oder F. X. Mayr.

Du brauchst:

- 1 kleines Handtuch
- 1 Wärmflasche

So geht's:

Die Wärmflasche mit heißem Wasser füllen und überschüssige Luft herausdrücken. Das Handtuch in Wasser tränken und gut ausdrücken. Nun das feuchte Handtuch unter den rechten Rippenbogen legen und die Wärmflasche darauflegen. Mindestens 20 Minuten belassen und zugedeckt ruhen. Damit der Körper warm bleibt, sollten auch die Füße zugedeckt sein.

Die feuchtwarme Hitze unterstützt die Entgiftungsprozesse der Leber und verhilft dem Körper zu mehr Wohlbefinden.

Tipp: Die ideale Zeit für einen Leberwickel ist übrigens zwischen 12 und 14 Uhr. Natürlich kannst du den Leberwickel auch vor dem Zubettgehen anwenden, um für einen gesunden Schlaf zu sorgen.

Basenbad

Die Haut ist bekanntlich unser größtes Organ. Über sie kann der Körper Stoffe aufnehmen und abgeben. Stress, ungesunde Lebensweise und Umwelteinflüsse führen zu einer erhöhten Säurebildung in unserem Körper. Ein Basenbad ist die ideale Möglichkeit, den Körper über die Haut zu entsäuern: Die gesunden Mineralstoffe der Basensalze werden über die Haut sehr gut resorbiert.

Es besteht aus Natriumhydrogencarbonat (Speisesoda, aus der Apotheke) und unraffiniertem Salz (z. B. Himalayasalz, unraffiniertes Meersalz oder Steinsalz). Zusätzlich können weitere basische Salze zugemischt werden, etwa Magnesiumsulfat oder Kaliumbicarbonat.

Was bedeutet Übersäuerung?

Die Übersäuerung ist ein Ungleichgewicht des Säure-Basen-Haushalts. Stress und Ernährung spielen dafür eine wesentliche Rolle: Kaffee, Süßigkeiten, Milchprodukte, zu viele tierische Produkte, Alkohol und Nikotin gelten als Hauptverursacher.

Wie merke ich, dass ich übersäuert bin?

Die Symptome für eine Übersäuerung sind zahlreich und sehr unterschiedlich. Sie reichen von häufiger Müdigkeit und Antriebslosigkeit über Unwohlsein und Verdauungsprobleme bis hin zu unreiner Haut. Mittlerweile belegen zahlreiche Studien, dass eine Übersäuerung des Körpers langfristig zu chronischen Erkrankungen, Muskel- und Knochenerkrankungen oder auch zu einem erhöhten Risiko von Herz-Kreislauf-Erkrankungen führen kann.

Du brauchst:

- 500 g Natriumhydrogencarbonat
- 500 g Salz
- Ätherisches Öl nach Belieben

So geht's:

In der Badewanne ein Vollbad einlassen. Die Temperatur sollte angenehm und nicht zu heiß sein. Salze und nach Belieben ätherisches Öl zugeben und ca. 20–30 Minuten darin baden. Wenn das Wasser beginnt auszukühlen, warmes Wasser nachgießen.

Am Ende der Badezeit noch im warmen Wasser aus der Liegeposition in die Sitzposition kommen und etwa 5 Minuten sitzen bleiben, um den Kreislauf zu stabilisieren. Danach mit lauwarmem Wasser abduschen.

Nach dem Bad solltest du mindestens 30 Minuten ruhen.

Homemade

Kaffeepeeling für straffe Haut

1 Tasse gemahlener Kaffee
½ Tasse Öl (Olivenöl oder Kokosöl)

Kaffee mit dem Öl vermischen und in ein verschließbares Gefäß füllen.

Ein- bis zweimal wöchentlich eine handtellergroße Portion entnehmen, auf die gewünschten Hautpartien auftragen und gut einmassieren. Einige Minuten einwirken lassen, dann mit lauwarmem Wasser abspülen.

Kaffee wirkt straffend und fördert die Durchblutung. Durch das Öl wird die Haut gleichzeitig gepflegt. So brauchst du nach dem Peeling keine Lotion oder Creme aufzutragen.

Tipp: Wer eine Siebträgerkaffeemaschine oder Filterkaffeemaschine hat, kann auch den Kaffeesatz verwenden.

Achtung: Nicht im Gesicht anwenden und nur auf intakte Hautstellen auftragen.

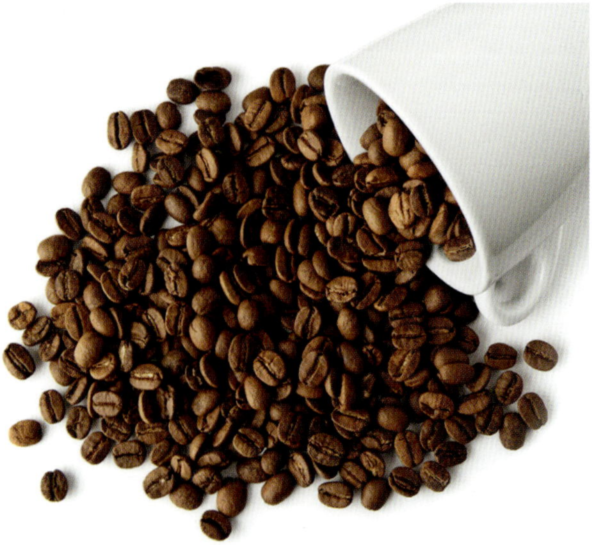

Detox-Tipp für das Frühjahr: Ölziehen

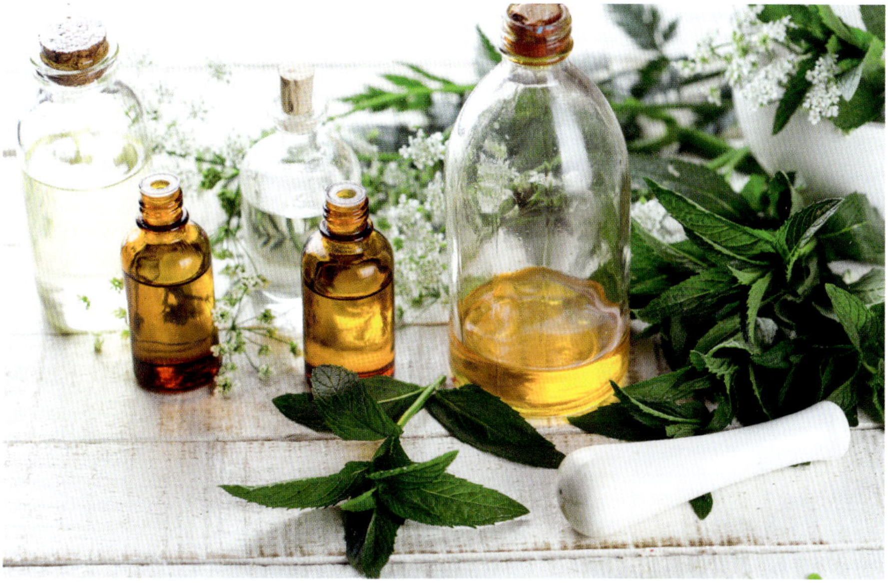

Ölziehen stammt aus der ayurvedischen Medizin und dient dazu, über die Mundschleimhaut Giftstoffe und Schlacken aus dem Körper auszuscheiden. Schon in den ersten Schriften der ayurvedischen Medizin wird das Ölziehen als Heilmethode erwähnt. In den 1990er-Jahren brachte ein russischer Mediziner die Methode erstmals nach Europa.

Vor allem Zahnbeläge und schädliche Bakterien werden durch das Ölziehen eliminiert. Das fördert die Zahngesundheit und unterstützt das natürliche Weiß der Zähne. Die Stimulation der Mundschleimhaut aktiviert das Lymphsystem und regt so die Selbstheilungskräfte an.

Geeignete Öle und ihre Eigenschaften

Probiere aus, welches Öl dir am meisten zusagt.

Sesamöl ist ein sehr hochwertiges Öl und aus Sicht der TCM hervorragend zur Stärkung der Nieren geeignet. Seine antibakterielle Wirkung verbessert zusätzlich die Mundgesundheit.

Sonnenblumenöl: Für die regelmäßige Anwendung eignet sich unraffiniertes Sonnenblumenöl aus dem Reformhaus am besten, weil es geschmacksneutral ist.

Leinöl ist eines der hochwertigsten und teuersten Öle. Mit seinem hohen Anteil an ungesättigten Fettsäuren und Omega-6-Fettsäuren wirkt es entgiftend und unterstützt so die Wirkung des Ölziehens. Leinöl sollte unbedingt in einer dunklen Flasche und gekühlt gelagert werden, es ist sehr empfindlich und „bricht" sehr leicht. Es ist nicht lange haltbar und sollte daher rasch verbraucht werden. Der Geschmack ist leicht nussig, aber keinesfalls bitter. Es sollte auch nicht täglich verwendet werden.

Natives Kokosöl: Kokosöl hat in den letzten Jahren einen großen Hype erlebt und ist nach wie vor sehr beliebt in der gesunden Küche. Auch zum Ölziehen eignet es sich hervorragend. Wie das Sesamöl wirkt Kokosöl antibakteriell und entzündungshemmend. Bitte auch hier auf Qualität und die Kennzeichnung V.C.O. (Virgin Coconut Oil) achten!

So geht's:

Mund mit Wasser ausspülen und ggf. mit einem Zungenschaber oder einem umgedrehten Teelöffel die Zunge leicht abreiben.

1 EL Öl in den Mund nehmen, aber nicht schlucken, sondern 5–10 Minuten mit der Zunge durch die Zähne und den gesamten Mundraum bewegen. Jedes Fleckchen Mundraum sollte benetzt werden.

Danach das Öl in ein Papiertaschentuch spucken und im Restmüll entsorgen. Öl sollte keinesfalls im Abfluss landen.

Den Mund gut mit Wasser ausspülen und wie gewohnt die Zähne putzen. Hier eignen sich milde, natürliche Zahnpasten am besten.

GEDANKEN TANKEN

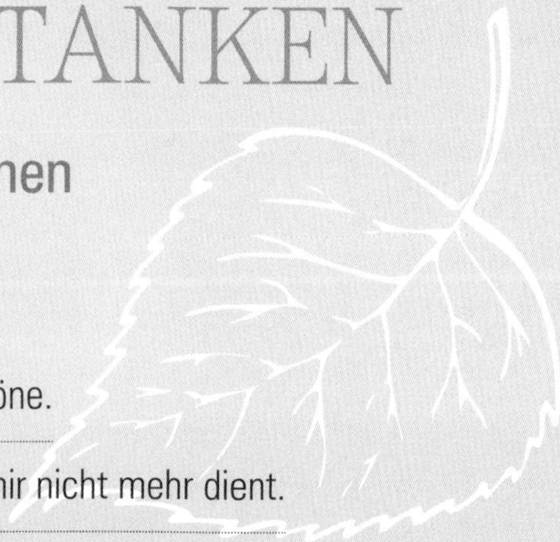

Leitgedanken & Affirmationen für die Frühlingszeit

- Ich bin offen für alles Gute und Schöne.
- Ich lasse mit Leichtigkeit los, was mir nicht mehr dient.
- Ich löse mich von unnötigem Ballast und fühle mich frei.
- Ich erlaube mir aufzublühen.
- Ich bin bereit für schöne neue Erfahrungen.
- Ich gehe freudig neue Wege.
- Ich bin inspiriert und beflügelt.
- Mein Leben ist voller Chancen und Möglichkeiten, und ich erkenne und nutze sie.
- Ich setze mir Ziele, die mich begeistern, und erreiche sie mit Leichtigkeit.
- Mein Herz tanzt vor Freude.
- Täglich wächst das Gute in mir.
- Mein Leben ist jeden Tag leichter und freudiger.
- Ich fühle mich wohl in meinem Körper.
- Jede Zelle meines Körpers ist erfüllt mit Vitalität und Leichtigkeit.

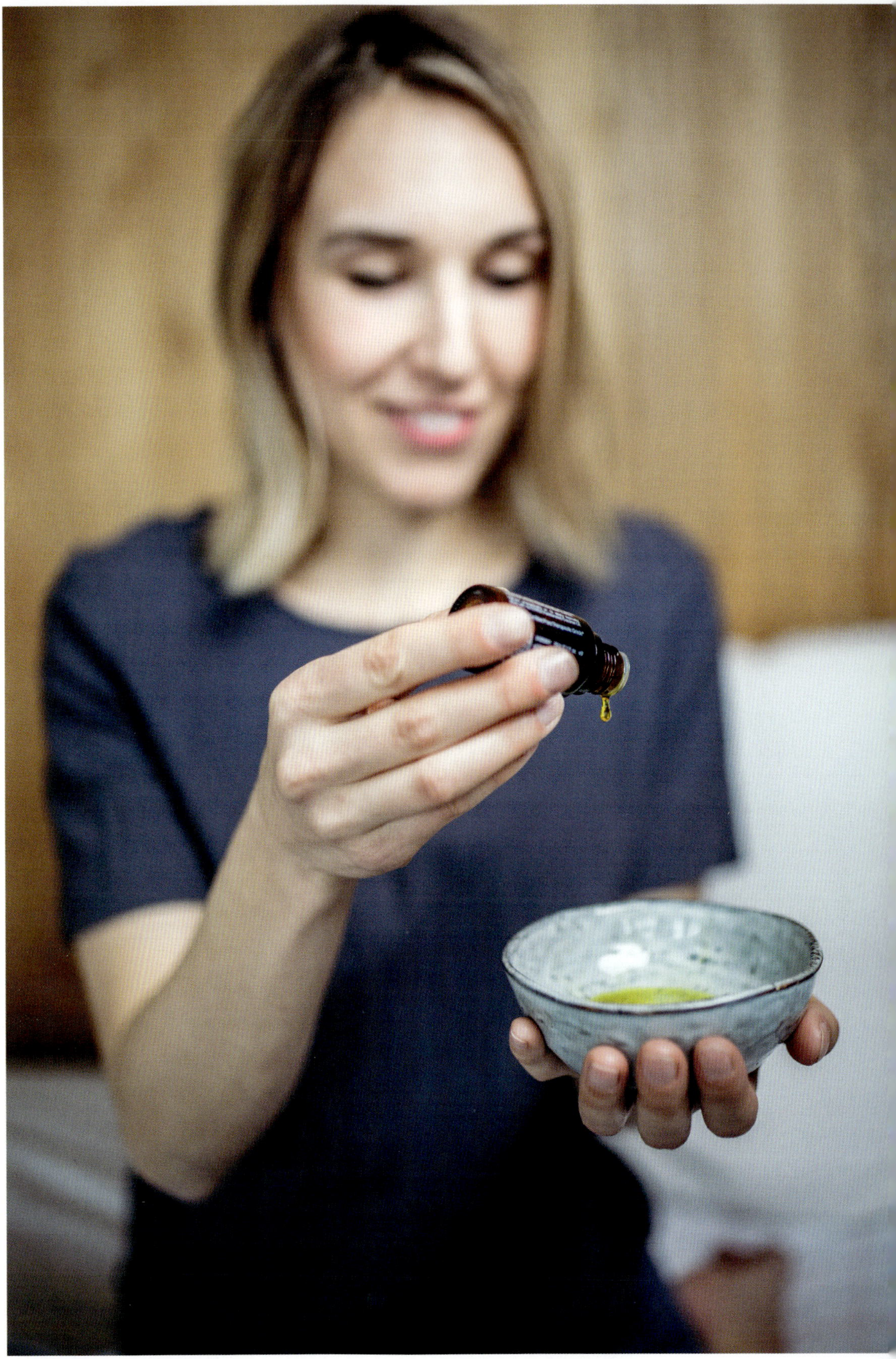

Sommer

Es war als hätt der Himmel
Die Erde still geküßt,
Daß sie im Blütenschimmer
Von ihm nur träumen müßt.

Die Luft ging durch die Felder,
Die Ähren wogten sacht,
Es rauschten leis die Wälder,
So sternklar war die Nacht.

Und meine Seele spannte
Weit ihre Flügel aus,
Flog durch die stillen Lande,
Als flöge sie nach Haus.

Joseph Karl Benedikt Freiherr von Eichendorff

Bedeutung des Sommers

Und am Ende des Tages sollten deine Füße dreckig sein, dein Haar zerzaust, und deine Augen glänzen!

UNBEKANNTER VERFASSER

Der Sommer beginnt aus astronomischer Sicht am 21. Juni und endet mit der Herbst-Tag- und Nachtgleiche am 22. September. In der Meteorologie ordnet man dem Sommer die Monate Juni, Juli und August zu.

Dem Sommer entspricht das Element Feuer. Die Sonne als Symbol der Lebenskraft hat Hochsaison. So bedeutet Sommer unter anderem Kraft, Lebendigkeit, Lebensfreude, Feiern des Lebens, der Liebe und auch der knisternden Anziehung zwischen den Geschlechtern. Es geht darum, dem Herz den Vortritt vor dem Verstand zu geben, ihm zu folgen und es vor Freude tanzen zu lassen. Der Sommer ist eine Einladung, ganz und gar – mit Herz, Haut und Haar, Hals über Kopf – ins Leben einzutauchen und sich hinzugeben.

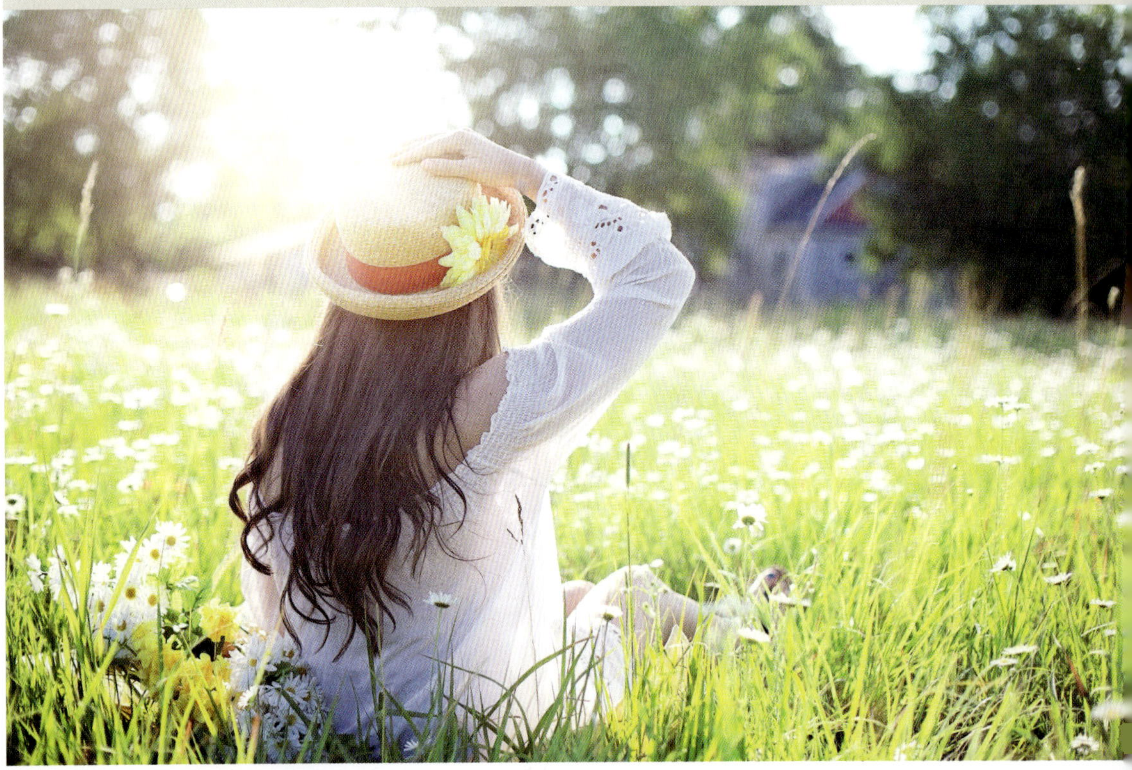

So kannst du den Sommer auf allen Ebenen bestmöglich nutzen und genießen

Er ist die optimale Jahreszeit, um

- Optimismus in dir zu kultivieren
- dir mehr Zeit für Muse, Liebe und Lachen zu gönnen
- dich mit Dingen und Menschen zu beschäftigen, die dir Spaß und Freude bringen
- wirklich zu genießen, was das Leben dir jetzt an Schönem bringt
- dich mit der unbändigen Lebenskraft in dir zu verbinden und sie zu spüren
- deiner Lebensfreude Ausdruck zu verleihen
- schöpferisch und kreativ zu sein
- mehr Spontaneität und Schwung in deinen Alltag zu lassen
- dir selbst mehr zuzutrauen, ein bisschen mutiger zu werden und deiner Intuition zu folgen
- die Dinge mit spielerischer Leichtigkeit zu betrachten
- dich auch mal aus deiner Komfortzone zu bewegen, deine Grenzen zu erweitern
- deine Bewertungen, Meinungen und Konzepte (deinen Verstand) hintanzustellen und deinem Herzen zu folgen.

Auf der körperlichen Ebene ist es empfehlenswert,

- ausreichend zu trinken, um den Flüssigkeitsverlust durch das Schwitzen auszugleichen
- mit einer Kopfbedeckung Hitzeschlag oder Sonnenstich vorzubeugen
- die Haut vor Sonnenbränden zu schützen
- sich abzukühlen, sobald man sich in der Hitze nicht mehr ganz wohlfühlt (achte auf die ersten Anzeichen des Körpers!)
- die Beine öfter hochzulagern, um den Kreislauf zu entlasten
- Wechselduschen zu nehmen
- leichte, mineralstoffreiche Kost zu sich zu nehmen
- ätherische Öle oder Räucherwerk zur Insektenabwehr zu verwenden.

Mindful Eating

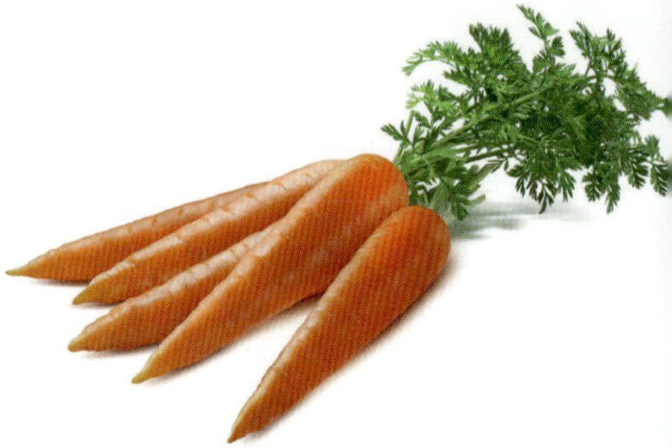

Saisonkalender

Juni

Blumenkohl
Bohnen
Brokkoli
Erbsen
Erdbeeren
Fenchel
Frühlingszwiebel
Gurke
Johannisbeeren
Kirschen
Kohl
Petersilie
Salate
Stachelbeeren
Tomaten
Zucchini

Juli

Aprikose
Beeren
Blumenkohl
Bohnen
Brokkoli
Erbsen
Fenchel
Gurke
Karotte
Kartoffel
Kohlrabi
Kraut
Mangold
Nektarine
Paprika
Pfirsich
Radicchio
Radieschen
Rote Bete
Salate
Sellerie
Tomate
Zucchini

August

Apfel
Aprikose
Beeren
Birne
Brokkoli
Erbsen
Fenchel
Frühlingszwiebel
Grüne Bohnen
Karotte
Kartoffel
Kohlrabi
Kohlsorten
Kürbis
Lauch
Mangold
Mirabellen
Pflaumen
Radieschen
Rettich
Rote Bete
Rotkohl
Salate
Sellerie
Zucchini
Zuckerschoten
Zwiebel

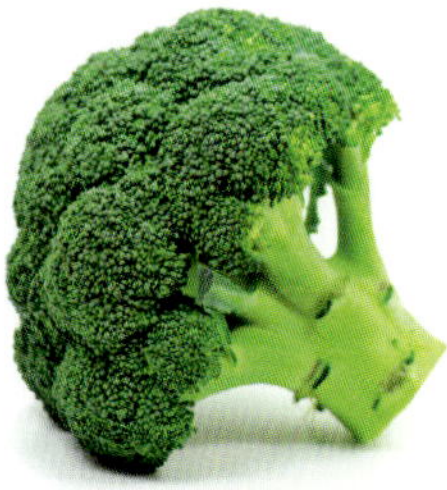

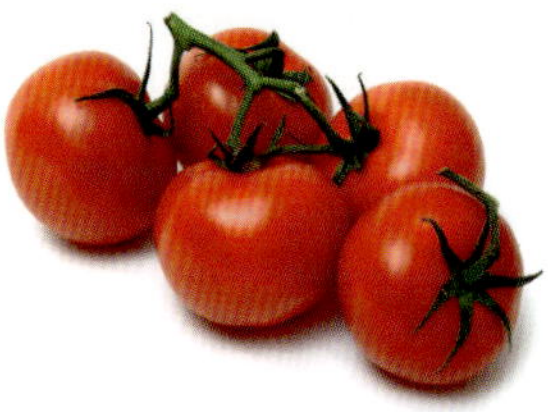

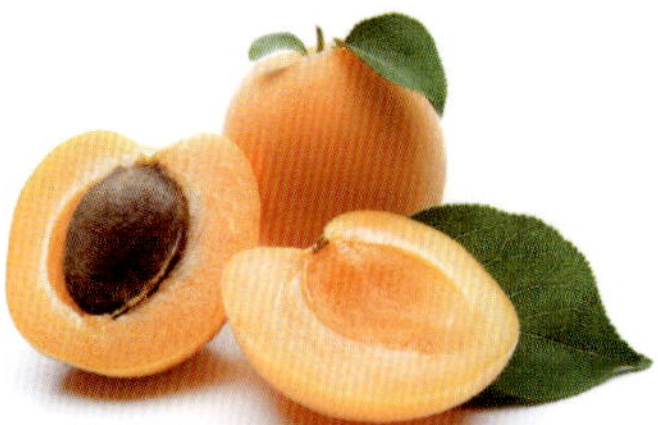

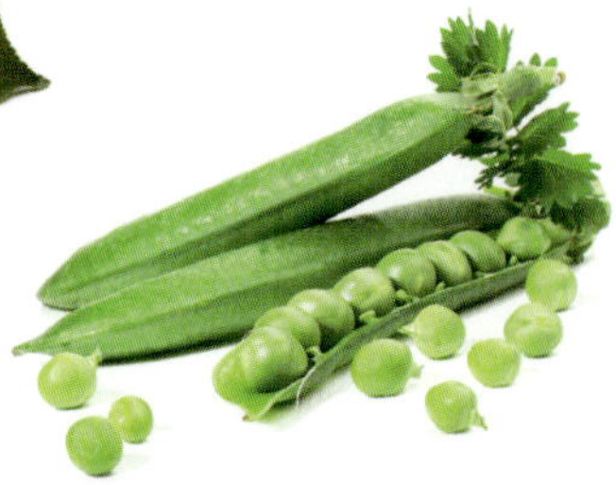

Lebensmittel und ihre Wirkung

Wir haben einige Lebensmittel, die im Sommer gedeihen, genauer unter die Lupe genommen. Hier liest du, was sie alles können.

Aprikose

Aprikosen sind reich an Mineralien und Spurenelementen, gut für Haut, Haare und Nägel und fördern die Sehkraft. Das enthaltene Kalium wirkt schonend entwässernd.

Aubergine

Auberginen sind entwässernd, entzündungshemmend und unterstützen die Verdauung. Die enthaltene Phenolsäure ist ein natürlicher Radikalfänger und somit immunstärkend.

Basilikum

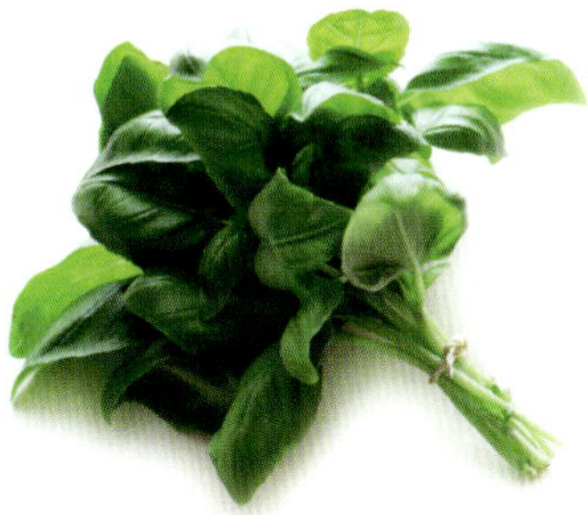

stärkt den Magen und wirkt gegen Blähungen. Basilikumtee hilft bei Krämpfen, Magenverstimmungen und bei Verstopfung.

Knoblauch

Knoblauch ist eine echte Wunderknolle. Er wirkt entzündungshemmend, antibakteriell und desinfizierend, fördert die Herzgesundheit, steigert die Elastizität der Gefäße und ist auch als Blutverdünner wirksam.

Kohlrabi

Dieses Gemüse enthält viel wichtiges Vitamin C und fördert aufgrund seines Kalziumgehalts die Knochengesundheit. Besonders gesund sind jedoch die Kohlrabiblätter, die man fein gehackt in jede Gemüsepfanne mischen kann.

Pfirsich

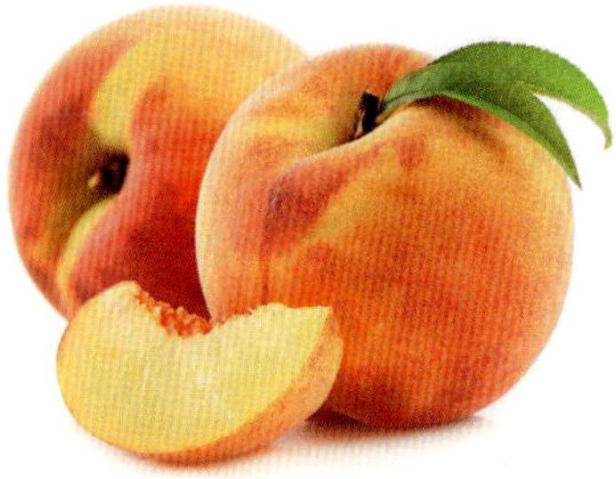

Pfirsiche sind reich an Vitaminen und Mineralstoffen. Sie reinigen das Blut und enthalten viele Antioxidantien, die wiederum positiv auf das Herz wirken.

Pflaume

Pflaumen oder Zwetschken sind reich an Eisen. Ihr Kalium-Natrium-Verhältnis ist bemerkenswert und ihre schützende Wirkung gegen Infektionen und Entzündungen nicht zu unterschätzen. Trockenpflaumen sind überdies gut für die Verdauung und reinigen sanft den Darm.

Radicchio

ist reich an Bitterstoffen und regt die Gallen- und Lebertätigkeit an. Radicchio oder auch andere Bittersalate sind sehr gesund und nicht nur roh als Salat genossen, sondern auch leicht angebraten köstlich.

Stangensellerie

Sellerie regt den Stoffwechsel an und wirkt harntreibend. Er enthält außerdem ein insulinähnliches Hormon, das auf das Verdauungssystem wirkt. Überdies ist Sellerie reich an Kalzium und damit gut für Knochen und Zähne. Er reinigt den Körper, enthält nützliche Bitterstoffe und regt den gesamten Verdauungstrakt an.

Ernährungs-Info: Achtsamkeit beim Essen

nach den Guidelines des TCME (Center of Mindful Eating)

Achtsamkeit

- heißt bewusst, urteilsfrei und im Moment zu sein.
- ist ein Zusammenspiel aus inneren und äußeren Umständen.
- macht dich deiner Gedanken, Emotionen und körperlichen Empfindungen im gegenwärtigen Moment bewusst.
- bietet die Möglichkeit, sich von reaktiven, gewohnten Mustern und Handlungen zu befreien.
- fördert die Balance, die Wahl, die Weisheit und die Akzeptanz dessen, was ist.

Achtsamkeit beim Essen heißt:

- Nahrungsmittel auszuwählen, die angenehm auf unseren Köper wirken und uns nähren,
- alle Sinne einzusetzen, um das Essen zu erforschen, es zu genießen und zu schmecken,
- Ernährungsvorlieben, Abneigungen oder Lebensmittel, denen wir neutral gegenüberstehen, anzuerkennen, ohne diese zu beurteilen,
- Hunger- und Sättigungsgefühl bewusst erleben zu lernen,
- eine Mahlzeit bewusst zu beginnen und zu beenden.

Übung: Essen mit allen Sinnen

Alles, was du mit voller Aufmerksamkeit machst, ist eine Art Meditation. Das gilt auch für das Essen. Bei dieser Übung geht es darum, so viele deiner Sinne mit einzubeziehen wie möglich. Du wirst sehen, dass damit etwas so Alltägliches und Banales wie zum Beispiel das Essen einer Himbeere zu einem sinnlichen und besonderen Erlebnis wird.

Wichtig ist es dabei, dich ausschließlich auf das Essen zu konzentrieren und nicht nebenbei auf Handy oder Computer zu achten oder die Zeitung zu lesen.

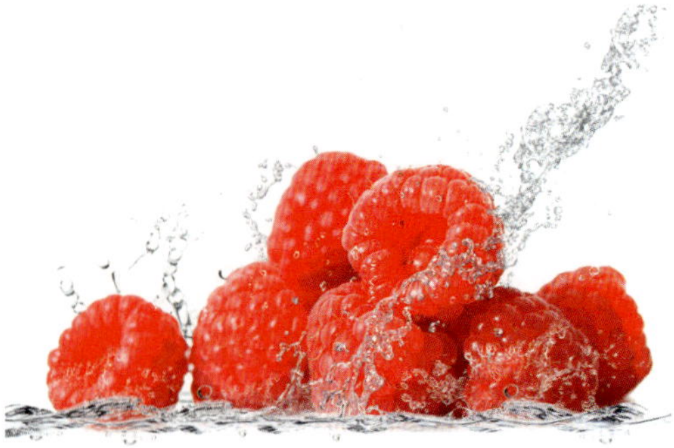

So geht's:

- Welches der Nahrungsmittel, die du gerade verfügbar hast, würde dir jetzt guttun? Stelle dir vor, wie du dich fühlen würdest, nachdem du es gegessen hast. Achte bei dieser Vorstellung auf alle Signale, die dir dein Körper gibt.
- Nehmen wir an, du hast dich für eine Himbeere entschieden. Nimm diese Himbeere nun in die Hand und betrachte sie von allen Seiten. Wie fühlt sie sich in deiner Hand an? Wie ist ihre Oberfläche? Versuche alle ihre Details wahrzunehmen.
- Wie riecht die Himbeere? Und wie reagiert dein Körper auf ihren Geruch? Läuft dir dabei zum Beispiel das Wasser im Mund zusammen?
- Wie hört sie sich an, wenn du sie langsam und vorsichtig in deiner Hand bewegst?
- Nimm sie nun in den Mund, lege sie auf deine Zunge. Fühle ihre Beschaffenheit und schmecke ihren Geschmack, noch bevor du anfängst zu kauen.
- Beginne nun langsam, die Himbeere zu zerkauen. Wie schmeckt sie? Achte auf alles, was du dabei wahrnehmen kannst. Wie verändert sich ihr Geschmack durch das Kauen? Wie fühlt es sich an, sie zu essen und dabei bewusst an ihre wertvollen Inhaltsstoffe zu denken?

Tipp: Die Übung lässt sich mit verschiedensten Lebensmitteln durchführen. Es ist auch eine besondere Erfahrung, diese Art der Achtsamkeit in die Zubereitung von Speisen einzubeziehen. Du wirst bemerken, dass deine Mahlzeiten eine andere Wertigkeit für dich bekommen, wenn du dies öfter machst.

Gegrillter Pfirsich mit Schafskäsefüllung Für 2 Personen | 25 Minuten

2 Pfirsiche
1 TL Honig
Olivenöl
150 g Rucola
Salz, Pfeffer
weißer Balsamicoessig
Rosmarin (frisch oder getrocknet)
4 kleine Stücke Feta (zum Füllen der Pfirsiche)

Pfirsiche halbieren, die Kerne entfernen und die Schnittflächen mit etwas Honig bepinseln.

In einer Grillpfanne etwas Olivenöl erhitzen und die Pfirsiche mit der bepinselten Seite nach unten bei hoher Hitze braten.

Inzwischen Rucola waschen, abtropfen lassen und auf einem Teller anrichten. Mit Olivenöl, Essig, Salz und Pfeffer abschmecken. Feta in kleine Würfel schneiden.

Nach etwa 5 Minuten die Pfirsichhälften wenden. Die Fetawürfel in die Kernhöhlen drücken und mit Rosmarin bestreuen. Die Pfirsiche bei mittlerer Hitze weitere 5 Minuten fertigbraten. Dann aus der Pfanne nehmen und auf dem Rucolabett anrichten.

Auberginen-Türmchen Für 2 Personen (Vorspeise) | 25 Minuten

6 Scheiben Auberginen
2 Cocktailtomaten
4 Scheiben Mozzarella
etwas Basilikum
Salz, Pfeffer
Olivenöl
etwas Balsamico oder Balsamicoreduktion

Den Backofen auf 150 °C vorheizen.

Die Aubergine in Scheiben schneiden, reichlich salzen und beiseite stellen.

Tomaten und Mozzarella in Scheiben schneiden und ebenfalls zur Seite stellen.

Von den Auberginenscheiben das Salz abklopfen und die Scheiben mit Küchenpapier abtupfen. Die Scheiben in Olivenöl – am besten in einer Grillpfanne – anbraten und gelegentlich wenden. Wenn sie auf beiden Seiten bräunen, herausnehmen.

Für die Türmchen abwechselnd Auberginen, Mozzarella, Tomaten und Basilikum übereinanderschichten, bis die Zutaten aufgebraucht sind.
Die Türmchen einige Minuten im Ofen überbacken, bis der Mozzarella gerade zu schmelzen beginnt.

Herausnehmen, auf Tellern anrichten und mit etwas Balsamico oder Balsamicoreduktion servieren.

Bunter Blattsalat mit Quarklaibchen Für 2 Personen | 30 Minuten

250 g Quark (20 % F.i.T.)
1 Ei
2 EL Kokosmehl
3 EL geriebener Parmesan
etwas Muskat
Kokosöl zum Ausbacken
200 g Blattsalate nach Wahl

Für das Dressing
3 EL Reisessig oder Weißweinessig
5 EL Olivenöl
1 EL Sojasauce
Pfeffer

Für die Laibchen Quark, Ei, Kokosmehl, Parmesan und Muskat in einer Schüssel zu einem Teig verrühren.

In einer Pfanne Kokosöl zerlassen und die Laibchen darin ausbacken. Dazu mit einem Esslöffel ein Häufchen Teig aufnehmen und mit einem zweiten Löffel in die Pfanne setzen.

Während die Laibchen garen, für das Dressing Essig, Öl, Sojasauce und Pfeffer verrühren. Salat waschen, abtropfen lassen und mit dem Dressing vermischen.

Den Salat auf Tellern anrichten und die fertigen Laibchen daraufsetzen.

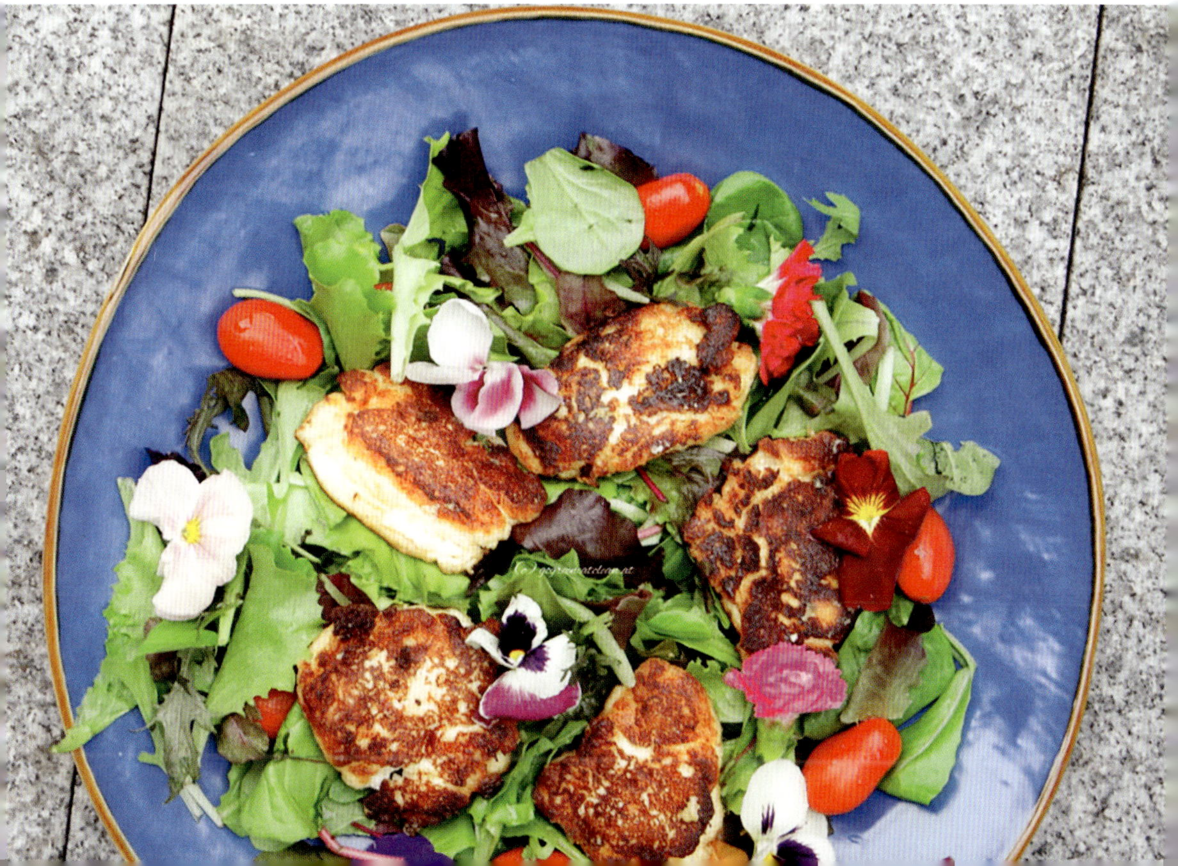

Kohlrabi-Ravioli mit Kartoffelstampf Für 2 Personen | 40 Minuten

2 Kohlrabi (ergibt ca. 20–24 Ravioli)
1 kleine Pkg. Hummus (1 kleiner TL pro Ravioli)
etwas Suppenwürze

Für den Kartoffelstampf
4–5 Kartoffeln
1 kleines Stück Butter
Salz, Muskatnuss

Kartoffeln schälen und vierteln, in Salzwasser gar kochen und anschließend mit dem Kartoffelstampfer zerdrücken. Butter unterheben, mit Salz und Muskat abschmecken und warm stellen.

Kohlrabi mit einem Hobel in feine Scheiben schneiden.

In einer Pfanne oder einem Topf etwas Wasser erhitzen, Suppenwürze hineingeben und die Kohlrabischeiben darin für ca. 5 Minuten kochen. Abseihen und die Scheiben auf einem Küchenpapier auslegen.

In die Mitte je einer Kohlrabischeibe einen kleinen Klecks Hummus setzen, eine zweite Kohlrabischeibe darauflegen und gut andrücken. Bei Bedarf den Backofen auf 50 °C erwärmen und die Kohlrabi-Ravioli darin warmhalten.

Zum Servieren Kartoffelstampf und Ravioli auf zwei Tellern anrichten und mit Kräutern nach Wahl bestreuen.

Hummus selbstgemacht

250 g Kichererbsen (essfertig, z. B. aus dem Glas)
3 EL Tahin (Sesammus)
5 EL Olivenöl
1 Knoblauchzehe
Saft von 1 Zitrone
½ TL Kreuzkümmel (mehr nach Belieben)
Salz, Pfeffer

Alle Zutaten im Mixer gut zerkleinern und pürieren. Anschließend in ein Schraubglas füllen und innerhalb einer Woche verbrauchen.

Zwetschken-Quark-Muffins Ergibt 7 Stück | 45 Minuten

2 Eier
½ Pkg. Vanillezucker
15 g Puderzucker
1 EL Hirsegrieß
25 g Maismehl
1 TL Weinstein-Backpulver
125 g Quark
50 g Joghurt
3 Zwetschken
1 Prise Salz

Backofen auf 180 °C vorheizen.

Eier trennen. Dotter mit Puderzucker und Vanillezucker schaumig rühren. Mehl, Backpulver, Grieß, Quark und Joghurt hinzufügen und mit dem Mixer unterheben. In einer zweiten Schüssel Eiweiß mit einer Prise Salz steif schlagen.

Zwetschken waschen, entkernen und in kleine Stücke schneiden.

Den Eischnee unter die Mehl-Quark-Masse heben und den Teig auf gefettete Muffinförmchen oder Papierförmchen verteilen. Je ein paar klein geschnittene Zwetschkenstücke daraufsetzen und leicht andrücken.

Die Muffins im Ofen 20–25 Minuten backen und anschließend vollständig auskühlen lassen.

Tipp: Die Muffins sind glutenfrei. Wenn es nicht glutenfrei sein muss, kannst du Hirsegrieß und Maismehl auch durch andere Sorten ersetzen.

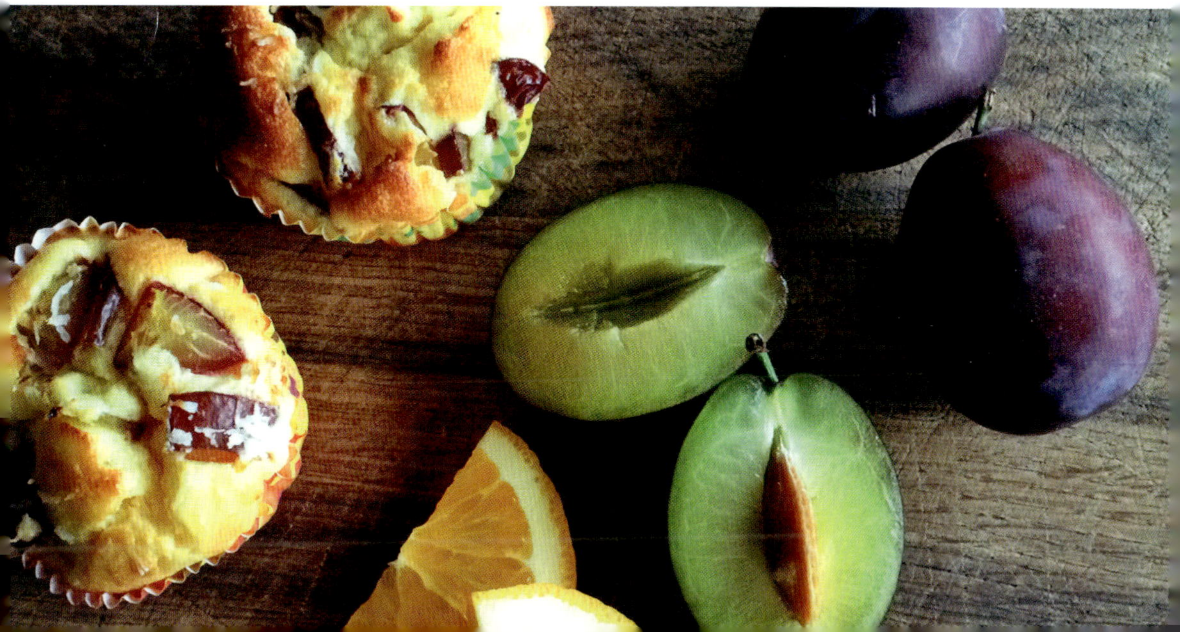

Basilikum-Joghurt-Eis

Für 4 Personen | 15 Minuten sowie 4 Stunden Kühlzeit

- ½ Bund Basilikum
- 2 Becher Sahne
- 1 Becher griechisches Joghurt
- 100 g Agavendicksaft
- 1 Pkg. Vanillezucker
- 250 g Beeren nach Wahl

Basilikum waschen, trockentupfen und sehr fein hacken.

Sahne, griechisches Joghurt, Agavendicksaft und Vanillezucker verrühren und das gehackte Basilikum untermischen. Nochmals abschmecken und ggf. etwas nachsüßen.

Die Masse in eine Kastenform füllen und für mindestens 4 Stunden tiefkühlen.

Zum Servieren ein wenig antauen lassen und in Scheiben schneiden. Mit frischen Beeren garnieren.

Nudelsalat mit vegetarischem Caesar-Dressing Für 4–5 Personen | 25 Min.

250 g gekochte Hörnchen oder andere Nudeln
1 kleine rote Zwiebel
2 Stangen Sellerie
1 Karotte
1 rote Paprikaschote
½ Gurke

Für das Dressing
1 Becher griechisches Joghurt
1 Becher Sauerrahm
5 EL geriebener Parmesan
1 Knoblauchzehe
1 EL Kapern
5 EL Olivenöl
Saft von 1 Zitrone
Salz, Pfeffer

Nudeln laut Packungsanweisung in Salzwasser garen.

Inzwischen Zwiebel, Sellerie, Paprika und Gurke waschen und in kleine Würfel schneiden. Karotten mit einem Küchenhobel grob hobeln. Das Gemüse in eine Schüssel füllen und alles mild mit Salz und Pfeffer würzen.

Für das Dressing Parmesan, Joghurt und Sauerrahm glatt rühren. Knoblauch schälen und fein hacken. Kapern ebenfalls fein hacken. Alles mit Olivenöl verrühren und mit Salz, Pfeffer und Zitronensaft abschmecken.

Die fertigen Nudeln abgießen und mit kaltem Wasser abschrecken. Nudeln, Gemüse und Dressing in einer großen Schüssel gut vermischen und den Salat mindestens 1 Stunde durchziehen lassen.

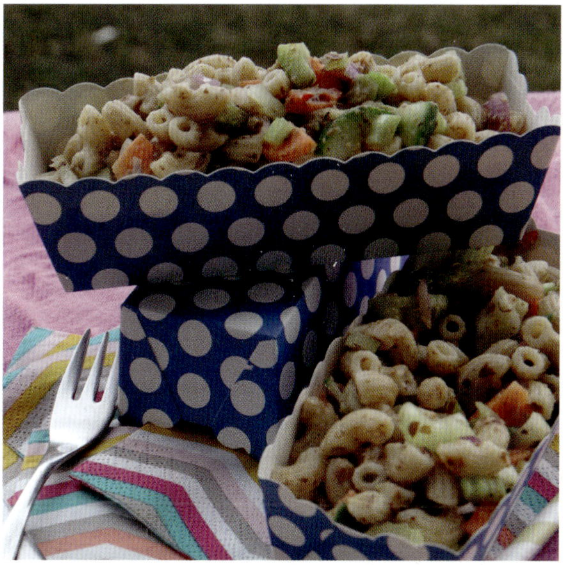

Reste-Konfitüre ca. 30 Minuten

1 kg Obstreste nach Wahl (z. B. Aprikosen, Pfirsiche, rote Johannisbeeren)
500 g Zucker
Saft von 2 Zitronen

Das Obst abwiegen. Auf 1 kg Obst 500 g Zucker sowie den Saft von 1 großen oder 2 kleinen Zitronen vorbereiten.

Alles in einem Topf aufkochen und unter beständigem Rühren köcheln lassen, bis sich der Zucker aufgelöst hat. Danach mit einem Pürierstab pürieren.

Die Konfitüre in saubere Gläser füllen, die Gläser fest verschließen und auf den Kopf stellen.

Lavendel-Limonade ca. 20 Minuten

250 g Zucker
1 Handvoll frische Lavendelblüten
Saft von 2 Zitronen
500 ml Wasser

Zitronen auspressen. Lavendelblüten vom Stiel befreien, waschen und trocken tupfen.

Zucker, Wasser und Zitronen unter ständigem Rühren aufkochen und für ca. 5 Minuten köcheln lassen, sodass sich der Zucker vollständig auflöst.

Danach den Topf vom Herd nehmen und die Lavendelblüten hinzufügen. Die Flüssigkeit im Topf noch 2 Tage an einem kühlen Ort ziehen lassen. Dann abseihen und in eine saubere Flasche füllen.

Tipp: Statt frischem Lavendel eignen sich auch getrocknete Lavendelblüten. 2 Esslöffel reichen aus, und die Ziehzeit reduziert sich auf einen Tag.

Gute-Nacht-Tipp: Der Sirup schmeckt auch sehr gut mit heißem Wasser.

Body & Mind

Achtsamkeit im Sommer

Lebensfreude ist die beste Kosmetik.

UNBEKANNT

Laue Nächte und sonnige Tage laden uns ein, das Leben zu genießen.

Der Sommer fragt: Kannst du, willst du, darfst du glücklich sein und Leichtigkeit empfinden? Kannst du barfuß über meine saftigen Wiesen laufen, in meinem warmen Regen tanzen, Lebensfreude mit dem Duft meiner Blumen inhalieren, mit meinen Schmetterlingen fliegen, von meinen Früchten naschen, mit meinen Vögeln singen, mit meinen Bäumen über dich hinauswachsen, in meinem Schatten auf deiner Hängematte ausruhen, mit meinem Sternenhimmel verschmelzen, dein Herz tanzen und deine Augen sprühen lassen vor Lebensfreude – einfach so? Ohne nach dem Warum zu fragen oder dir dabei albern vorzukommen?

„Lebe, liebe, lache" ist das Motto dieser Jahreszeit, und der einzige Mensch, der dir dies ermöglichen oder verwehren kann, bist du selbst. Dein Zugang zu Lebensfreude und Genuss liegt in erster Linie in dir und ist erst in zweiter Linie von äußeren Umständen abhängig. Du kannst dich selbst besser kennenlernen, indem du dich beobachtest und herausfindest,

- wie es ganz allgemein um deine Einstellung zu Lebensfreude und Genuss steht
- ob du überhaupt Lebensfreude empfinden willst, kannst oder „darfst", und wenn ja, in welchen Momenten
- wie sich Lebensfreude und Glück für dich anfühlen, wo in deinem Körper und auf welche Art du diese Gefühle wahrnimmst und welche Gedanken damit verknüpft sind
- in welchen Situationen du Lebensfreude spürst, ausdrückst und genießt und in welchen Situationen, für wen oder was du deine Lebensfreude zurückstellst und dir eventuell Genuss versagst.

Glück ist eine Entscheidung, und der Sommer lädt dich dazu ein. Sie zu treffen und es auszukosten, liegt an dir.

Achtsamkeitsübungen für den Sommer

Sage immer Ja zum gegenwärtigen Moment.
Gib dich dem hin, was ist.
Sage Ja zum Leben – und schau,
wie das Leben plötzlich beginnt,
für dich zu arbeiten anstatt gegen dich.

ECKHART TOLLE

Bunte Wohltat

Die Forschung hat mittlerweile gezeigt, dass Farben eine starke Wirkung auf unser Wohlbefinden haben. Gerade der Sommer mit seiner bunten Pracht lädt uns ein, diese Wirkung bewusst und achtsam zu nützen.

Diese Übung ist eine kleine „Do-it-yourself-Farbtherapie".

So geht's:

- Frage dich, welche Farbe dir *jetzt* im Moment guttun würde. Gib dir Zeit, wenn dir nicht gleich eine Farbe einfällt, aber nimm die erste, die dir in den Sinn kommt, denn die flüstert dir meist dein Bauchgefühl ein.
- Konzentriere dich für einen bestimmten Zeitraum (etwa 10 Minuten) nur auf diese Farbe. Entdecke die Farbe in deiner Umgebung, schau dir dein Umfeld an und lenke dabei deine Aufmerksamkeit auf die gewählte Farbe.
  Du wirst erstaunt sein, wie viele Dinge und Nuancen du nun wahrnimmst, die vorher deiner Aufmerksamkeit völlig entgangen sind.
- Spüre, wie sich die Aufmerksamkeit auf diese Farbe in dir und für dich anfühlt und was sich dadurch verändert.

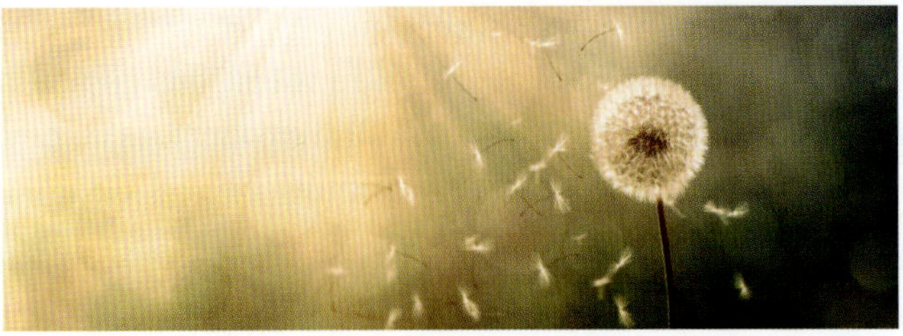

Selbstcoaching-Übung

Es kommt nicht darauf an, dem Leben mehr Jahre zu geben, sondern den Jahren mehr Leben.

ALEXIS CARREL

Liebesbrief an das Leben

In der Leichtigkeit des Sommers bietet es sich ganz besonders an, kreativ zu sein und das Leben einmal von einer anderen Seite zu betrachten. Gib dir selbst die Möglichkeit, dich (neu) in das Leben zu verlieben, indem du ihm einen Liebesbrief schreibst.

Stell dir dafür das Leben als eine intelligente Kraft vor. Eine Kraft, die dich versorgt, dich umgibt und auch in dir ist. Eine Kraft, die dich bedingungslos liebt und nur darauf wartet, dass du dich ihr öffnest.

Ein bekannter Spruch lautet: „Wie du in den Wald hineinrufst, so ruft er zurück", was nichts anderes bedeutet als: Was du ausstrahlst, bekommst du zurück. Wenn du dir nun also ein wenig Zeit nimmst, um dem Leben selbst deine Liebe zu bekunden … wie wird es dir dann wohl antworten?

Du brauchst:

- ein wenig Zeit an einem ungestörten Ort
- Papier und Schreibstift

Um deiner Kreativität beim Schreiben etwas auf die Sprünge zu helfen, eignen sich folgende Fragen:

- Was ist gut in deinem Leben?
- Wo, wann oder womit hast du richtig Glück gehabt?
- Welche schönen Ereignisse hat dir dein Leben bereits geschenkt?
- Mit welchen Menschen, die dich bereichern, hat es dich jetzt schon zusammengeführt?
- Was ist das größte Geschenk, das du bis jetzt von deinem Leben erhalten hast?
- Welche Erfahrungen, die du gemacht hast, erfüllen dich mit Stolz und Freude?

- Was oder wer unterstützt dich?
- Wer oder was öffnet dein Herz und erfüllt dich mit Liebe?
- Wofür brennst du, was erfüllt dich mit Leidenschaft?

Variation: Liebesbrief an dich selbst

Kein Werturteil ist für den Menschen wichtiger, kein Faktor für seine psychische Entwicklung und Motivation entscheidender als das Urteil über sich selbst.
NATHANIEL BRANDON

Für die meisten Menschen ist es viel einfacher, sich selbst zu kritisieren, als sich zu loben und liebevoll anzunehmen. Vielleicht bist auch du noch mit Sprüchen wie „Eigenlob stinkt" aufgewachsen.

Dabei ist deine Einstellung zu dir selbst die wichtigste Grundlage deines Glücks: Je mehr du dich selbst magst, desto leichter kannst du auch andere akzeptieren, wie sie sind. Je selbstsicherer du bist, desto besser kommst du mit berechtigter und unberechtigter Kritik zurecht. Je liebevoller du zu dir selbst bist, desto liebevoller kannst du zu anderen sein. Dich selbst mehr zu lieben ist das Gesündeste, was du für dich – und dein Umfeld – tun kannst. Ein Liebesbrief an dich selbst ist dafür eine wunderbare Möglichkeit!

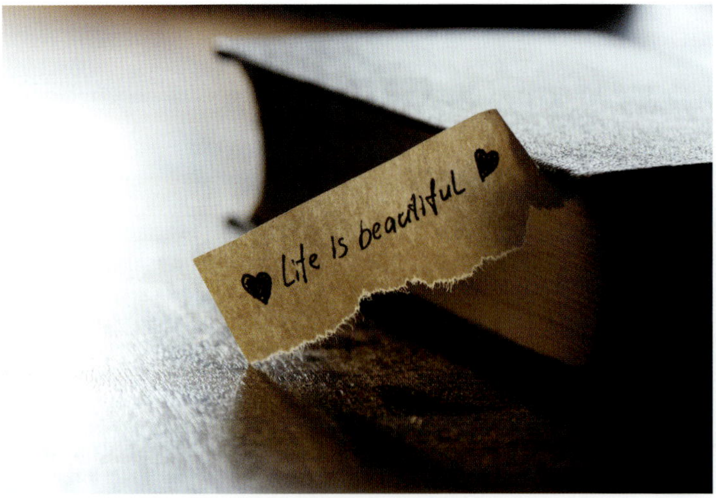

Diese Fragen können dir dabei helfen:

- Wenn ich deine beste Freundin, deinen besten Freund oder einen deiner Lieblingsmenschen über dich befragen würde, was würde er oder sie mir Positives über dich berichten?
- Welche Eigenschaften mag er oder sie besonders an dir?
- Wofür ist er oder sie dir dankbar?
- Was mag er oder sie an deinem Äußeren?
- Wofür bist du dir selbst dankbar?
- Was magst du an dir (äußerlich und innerlich)?
- Was war dein mutigstes Erlebnis?
- Womit bist du über dich selbst hinausgewachsen?
- Worauf bist du stolz?
- Was an dir oder in dir erfüllt dich mit Freude?

Entspannung und Meditation

> *Du wirst die Welt niemals richtig genießen, bis nicht das Meer durch deine Adern fließt, dich der Himmel zudeckt und die Sterne dich krönen.*
>
> THOMAS TRAHERNE

Reise durch den Körper: Lebenskraft tanken

Diese Körperreise entspannt dich und versorgt durch deine Aufmerksamkeit deinen Körper mit Energie. Stresshormone und ihre schädlichen Auswirkungen reduzieren sich, dein Immun- und dein Nervensystem werden entlastet und gestärkt, Heil- und Regenerationsvorgänge werden angestoßen, dein Geist beschäftigt sich konstruktiv und deine Intuition wird geöffnet.

Dein Verstand wird möglicherweise manchmal ein wenig protestieren, möchte er sich doch viel lieber mit der Vergangenheit oder der Zukunft und den damit verbundenen Menschen, Dingen oder Problemen beschäftigen. Wenn solche Gedanken auftauchen, versuche sie wie Wolken am Himmel weiterziehen zu lassen und kehre zu deinem Körper zurück. Vergiss nicht: Du bist größer als dein Verstand und darfst ihm auch einmal eine kleine Pause verschreiben!

So geht's:

Nimm dir etwa eine halbe Stunde Zeit und mache es dir an einem ruhigen und ungestörten Ort bequem.

Nimm ein paar tiefe Atemzüge und signalisiere so deinem Körper und deiner Psyche den Beginn einer Entspannung. Fokussiere nun weiter auf deinen Atem: Atme ein paar Mal entspannt ein und verfolge den Fluss deines Atems in deinem Körper. Spüre, wie er durch die Nase einströmt, durch Rachen und Hals in die Lunge fließt, wie sich Brustkorb und Bauchdecke dabei heben, fühle, wie beim Ausatmen alles Verbrauchte deinen Körper verlässt, wie sich Brust und Bauch wieder senken und leer werden.

Frage dich zu Beginn: Wo bin ich jetzt in meinem Körper?

Mach dich bereit für eine Reise durch deinen Körper. Du kannst dir während dieser Reise auch vorstellen, wie du deinen Körper nach und nach mit einer oder mehreren Farben oder Energien erfüllst, die dir gerade guttun.

Nimm nun deine Füße wahr. Konzentriere dich ein paar Augenblicke nur auf sie. Spüre die Lebendigkeit in ihnen. Spüre dabei auch deine Zehen. Mach dir bewusst, wie wichtig sie für dich sind – du könntest ohne sie dein Gleichgewicht nicht halten, nicht stehen oder gehen.

Wandere nun mit deiner Konzentration langsam weiter über deine Fußsohlen, die Oberseite deiner Füße, durch die Knöchel in die Waden und Unterschenkel. Spüre deine Knie, deine Oberschenkel bis in deine Hüften und Hüftgelenke. Nimm die Lebenskraft, die Lebendigkeit in deinen Füßen und Beinen wahr. Vielleicht erfährst du sie als leichtes Kribbeln oder sanftes Pochen, vielleicht aber auch ganz anders. Wie wunderbar deine Füße und Beine beschaffen sind: all die Muskeln, Knochen, Bänder, Gelenke und Blutgefäße, die dich durchs Leben tragen, die dir deine Schritte und deine Standfestigkeit ermöglichen, auch das Hinsetzen und Aufstehen. Bedanke dich bei deinen Hüften, Beinen und Füßen, bei all ihren Zellen, was sie für dich leisten, und spüre die Lebensenergie in ihnen.

Gehe mit der Aufmerksamkeit in dein Becken, in deine Geschlechtsorgane, die so eng mit dem Wunder des Lebens verknüpft sind, die dir Lust bereiten können und ohne die es kein neues Leben gäbe. Spüre die Lebenskraft auch in deinen Ausscheidungsorganen, durch die du Verbrauchtes, Altes loslassen kannst.

Lass deine Konzentration nun in den Bauch mit seinen Verdauungs- und Reinigungsorganen wandern, in den Darm, die Nieren, den Magen, in das Zwerchfell, in alle Muskeln, Sehnen, Nerven, Gewebe und Blutgefäße. Erfülle deinen gesamten Bauchraum mit deiner Aufmerksamkeit. Hier bist du im Zentrum deiner Lebenskraft, und hier sitzt auch dein Bauchgefühl. Mach dir bewusst, welch große Aufgaben hier für dich übernommen werden. Alles, was du deinem Körper zuführst, wird hier sortiert, aufbereitet, verwertet, verdaut und deinen Zellen zur Verfügung gestellt.

Spüre die Lebendigkeit und die Lebenskraft in deinem gesamten Bauchraum. Vielleicht ist es ein sanftes Vibrieren oder Pochen. Lass deine innere Sonne aus dem Zentrum deines Bauches ausstrahlen.

Gehe mit deiner Wahrnehmung in deinen Brustbereich. Spüre, wie sich deine Brust mit der Atmung hebt und senkt. Vielleicht kannst du auch das Pochen deines Herzens fühlen. Wie wunderbar es tagein, tagaus für dich schlägt – dich leben lässt, deinen Körper mit Energie, Blut, Sauerstoff versorgt. Fühle deine Lungen, die dich atmen lassen. Nimm die lebendige Energie in deiner Brust wahr.

Komme nun in deinen Rückenbereich. Gehe mit deiner Aufmerksamkeit in deine Wirbelsäule, in deine Wirbelknochen, die Bandscheiben, den Wirbelkanal, das Rückenmark im Inneren des Wirbelkanals, in all die Nerven, die dort verlaufen, vom Steißbein bis zum Kopf. Spüre die Lebensenergie in deinem Rückgrat. Es trägt und stützt dich, lässt dich beugen und strecken, aufrecht stehen, lässt dich deinen Körper bewegen und fühlen. Spüre deinen gesamten Rückenbereich, all die Gewebe, Muskeln, Sehnen, Nerven, die dir deine Bewegungen ermöglichen. Fühle diese lebendige Energie in deinem Rücken.

Spüre nun deine Schultern, Arme und Finger. Jene Teile deines Körpers, mit denen du Lasten tragen, festhalten und loslassen, berühren und greifen kannst. Die dir deine Handlungen und deine Handgriffe ermöglichen. Die dich streicheln, schlagen, zupacken und gestalten lassen. Fühle auch in ihnen den Fluss der Lebenskraft.

Gehe mit deiner Konzentration nun in den Hals- und Kopfbereich. Spüre die engste Stelle deines Körpers, spüre dein Kinn, deine Ohren, deinen Mund, Nase, Wangen, Stirn, Schläfen, Hinterkopf. Spüre deine Sinnesorgane, durch die du mit der Welt in Austausch treten kannst. Spüre dein Gehirn, das alle Abläufe deines Körpers steuert. Spüre den gesamten Hals- und Kopfbereich mit all seinen Nerven, Geweben, Gefäßen, Knochen, Sinnesorganen. Spüre die Lebendigkeit.

Dehne nun deine Konzentration auf deinen gesamten Körper aus. Erfülle ihn mit deiner Aufmerksamkeit. Spüre das innere Energiefeld deines Körpers. Nimm ihn als ein einziges Energiefeld wahr. Spüre die Lebensenergie in all deinen Zellen. Vielleicht ist es für dich ein Kribbeln, Pochen oder Vibrieren an manchen Stellen oder im ganzen Körper. Genieße es, ihm Aufmerksamkeit zu schenken, ihn auf eine andere Weise zu spüren.

Atme zum Schluss ein Lächeln in deinen Körper und bedanke dich bei ihm für den Dienst, den er dir leistet. Beende die Übung mit einem tiefen Atemzug.

Kurze Variante

Nimm dir etwas Zeit für dich und begib dich an einen ruhigen Platz, an dem du ungestört bist. Mach es dir bequem und konzentriere dich auf deine Atmung. Verändere sie nicht, beobachte nur ein paar Atemzüge lang.

Spüre, wie sich beim Einatmen dein Bauch hebt und wie er sich beim Ausatmen senkt. Wie dein Atem durch deine Nase ein- und wieder ausströmt. Atme ein und lächle …

Stell dir vor, du atmest ein Lächeln ein und es erfüllt nach und nach deinen ganzen Körper. Dein ganzer Körper ist von dem Lächeln erfüllt. Spüre das Lächeln in deinem ganzen Körper.

Und mit jedem Atemzug sage JA zum Leben.

Und mit jedem Atemzug sagst du JA zum Leben.

Und mit jedem Atemzug sagt das Leben JA zu dir.

Sommerritual: Quelle der Kraft

Das Leben ist bezaubernd, man muss es nur durch die richtige Brille sehen.

ALEXANDER DUMAS D. J.

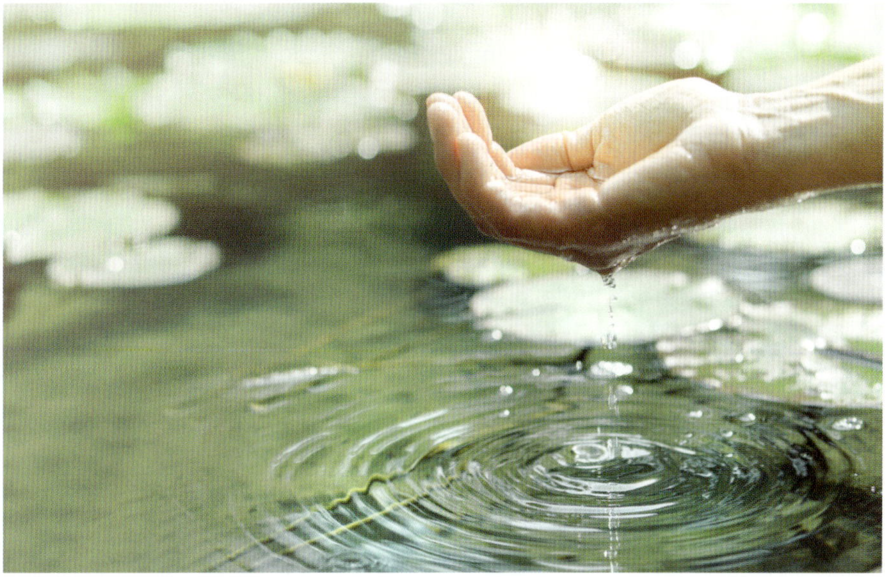

Du brauchst:

- etwas Zeit an einem ungestörten Ort
- eine Quelle oder einen (Spring-)Brunnen in der Natur
- ein kleines „Geschenk an das Leben": z. B. eine Blume, ein besonderer Stein, ein Stück Schokolade, ein paar Nüsse oder ähnliches

So geht's:

Wenn du an der ausgewählten Stelle angekommen bist, suche dir dort einen Platz, der für dich stimmig ist. Atme ein paar Mal tief ein und aus und komme zur Ruhe.

Betrachte die Quelle. Sieh, wie das Wasser ganz mühelos heraussprudelt. Immerfort. Stell dir vor, das ist die Quelle des Lebens, die auch in dir ist. Das Leben selbst als Quelle in dir. Lebendig.

Die Quelle, aus der du kommst, die ein Teil von dir ist und die dich fortwährend nährt und stärkt.

Die Quelle, die nicht fragt, wie du aussiehst, wo du wohnst, ob du reich bist oder arm.

Die Quelle, die dich nicht bewertet, sondern immer liebevoll und lebendig in dir da ist, selbst wenn du sie gar nicht beachtest. Eine Quelle der Liebe.

Schenke ihr nun einmal Beachtung.

Verbinde dich ganz bewusst mit der Quelle des Lebens in dir. Vielleicht fühlst du diese Quelle auch in deinem Inneren, irgendwo in deinem Körper. Gib dir die Erlaubnis, sie zu fühlen, lass sie in dir sprudeln.

Tauche ganz ein.

Spüre, wie wertvoll das Leben ist. Spüre, wie wertvoll *dein* Leben ist.

Bedanke dich bei dieser Quelle, die für das Leben selbst steht. Bedanke dich für all das Schöne, das bereits in deinem Leben ist.

Überreiche dein kleines Geschenk als Symbol für deine Dankbarkeit an das Leben. Leg es auf einen Platz zur Quelle, der für dich passt.

Bedanke dich auch für all das Schöne, das die Quelle zukünftig in dein Leben bringen wird, und öffne dich ganz bewusst dafür, dass du es auch annimmst.

Wenn du magst, benetze deine Haut mit dem Wasser. Falls es eine Quelle mit Trinkwasserqualität ist, trinke von der Quelle.

Beende das Ritual mit ein paar tiefen Atemzügen.

Tipp: Wenn du möchtest, nimm auch eine Flasche mit, die du mit dem Quellwasser füllen kannst. So kannst du später zu Hause zu der Quelle „zurückkehren".

Atemübungen

Die folgenden Atemübungen wirken kühlend auf Geist und Körper – ideal für heiße Sommertage, aber auch, wenn du dich einmal ärgerst.

Wichtig: Nicht übertreiben! Sollte dir schwindlig werden oder fühlst du dich unwohl, pausiere oder beende die Übung!

Cool down I

- Setze dich aufrecht hin und nimm ein paar tiefe und ruhige Atemzüge.
- Strecke die Zungenspitze ein kleines Stück aus dem Mund und forme dabei die Zunge der Länge nach zu einer Röhre oder Rinne.
- Atme langsam über diese Zungenröhre ein.
- Schließe dann den Mund, entspanne die Zunge und atme über die Nase aus.
- Wiederhole diesen Zyklus für ein paar Minuten.

Tipp: Falls du die Zunge nicht zu einem Röhrchen formen kannst, lege einfach die Zungenspitze hinter die oberen Schneidezähne an den Gaumen und lass die Lippen leicht geöffnet, während du einatmest.

Cool down II

- Setze dich aufrecht hin und nimm ein paar tiefe und ruhige Atemzüge.
- Führe die rechte Hand zur Nase und schließe das rechte Nasenloch mit dem rechten Daumen.
- Atme etwa 4 Sekunden lang durch das linke Nasenloch ein.
- Schließe nun auch das linke Nasenloch mit dem Ringfinger der rechten Hand und während beide Nasenlöcher geschlossen sind, halte die Luft etwa 4 Sekunden lang an.
- Öffne das rechte Nasenloch und atme durch dieses aus, wenn möglich etwa 8 Sekunden lang.
- Beginne nun wieder von vorne: Schließe das rechte Nasenloch und öffne das linke. Atme erneut durch das linke Nasenloch ca. 4 Sekunden lang ein, halte die Luft an und atme durch das rechte Nasenloch aus.
- Wiederhole diesen Zyklus 6- bis 12-mal oder auch für ein paar Minuten.

Körperübung

Fuß im Himmel

Im Sommer gilt „Herz über Kopf". Dazu passt diese Umkehrübung wunderbar.

Körperliche Wirkung: stärkt die Muskulatur in Gesäß und Beinen, verbessert das Gleichgewicht, aktiviert das vegetative Nervensystem
Psychische Wirkung: stärkt den inneren Halt, hilft dabei, Dinge aus einer anderen Perspektive wahrzunehmen, wirkt ausgleichend und schenkt Selbstvertrauen

So geht's:

- Stehe gerade und aufrecht.
- Beuge dich beim Ausatmen mit geradem Rücken nach vorne und stütze deine Hände auf dem Boden ab.
- Hebe in der Einatmung das linke Bein so hoch wie möglich und halte die Position für 5 bis 10 Atemzüge.
- Senke bei der nächsten Ausatmung das Bein und stelle es ab.
- Hebe bei der nächsten Einatmung das rechte Bein und halte die Position so lange wie zuvor das linke Bein.
- Senke bei der nächsten Ausatmung das Bein wieder ab.
- Wiederhole diese Übung mehrere Male.
- Richte dich dann beim Einatmen wieder auf und spüre ein paar Momente nach.

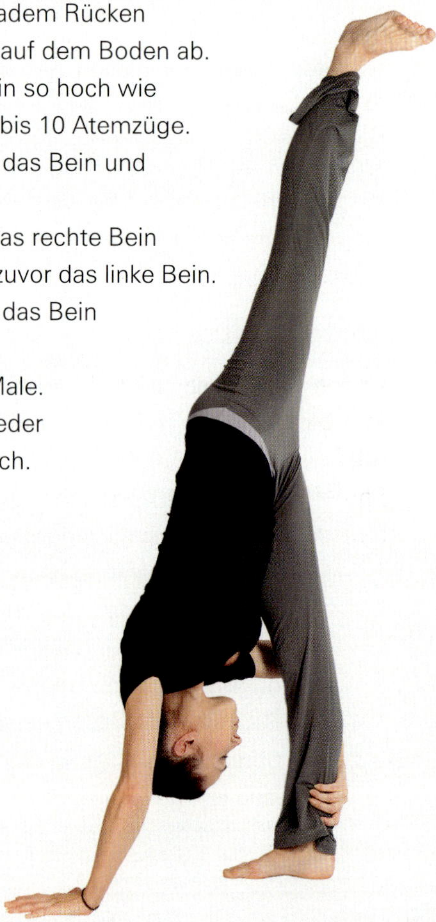

Räuchern im Sommer

Räuchern ist auch im Sommer ein Hit! Es kann deine Stimmung an Regentagen aufhellen, hilft dir an heißen Tagen, einen kühlen Kopf zu bewahren, die Lebenslust zu steigern oder auch lästige Stechmücken abzuwehren. Bei Letzterem sind Räucherungen mit Lavendel, Pfefferminze und Zitrone besonders hilfreich. Du kannst sie auch mischen.

Lavendel

Anwendung: 1 Prise (nach Belieben mehr) getrocknete Blüten und Blätter
Wirkung: Nach alter Überlieferung ist Lavendel ein Schutz- und Segenskraut. Es wirkt ausgleichend, beruhigt und stärkt die Nerven. Eine Räucherung mit Lavendel hilft nicht nur bei Nervosität und Gereiztheit, sondern wirkt auch reinigend, desinfizierend und schützend. Des Weiteren hält er Insekten fern.

Pfefferminze

Anwendung: 1 Prise (nach Belieben mehr) getrocknete, zerkleinerte Blätter oder offener Pfefferminztee
Wirkung: Der Rauch der Pfefferminze belebt, kühlt, beruhigt, muntert auf, reinigt, schärft den Geist und vertreibt Insekten.

Rose

Anwendung: 1 Prise (nach Belieben mehr) getrocknete Knospen, Blüten und/oder Blätter
Wirkung: Die Rose gilt als Königin der Blumen und als Botschafterin der Liebe. So wirkt sie auch verräuchert harmonisierend, Liebe spendend und erkenntnisfördernd, belebend und nicht zuletzt sinnlich und aphrodisierend.

Zitrone

Anwendung: 1 Prise (nach Belieben mehr) geraspelte, getrocknete Zitronenschale
Wirkung: Der Rauch der Zitronenschale wirkt nicht nur erfrischend und kühlend, sondern bringt auch Leichtigkeit, wirkt konzentrationsfördernd, blutdrucksenkend und lässt Insekten das Weite suchen.

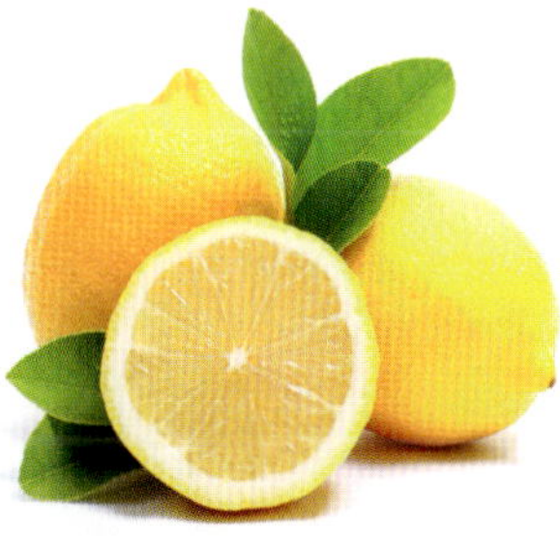

Home Spa

Diffuser-Mischung

Variante 1

3 Tropfen Wacholderbeere
2 Tropfen Grapefruit
1 Tropfen Orange

Variante 2

2 Tropfen Pfefferminze
1 Tropfen Bergamotte
3 Tropfen Mandarine

So wirken die Öle

Orange: Öl für Kreativität und Fülle
antibakteriell, antiviral, immunstimulierend, belebend, entspannend, aufhellend

Wacholder: Öl für friedvolle Träume und Selbstbewusstsein
entschlackend, hormonmodulierend, lymphflussanregend, emotional ausgleichend, seelisch stabilisierend

Grapefruit: Öl für respektvollen und ehrenden Umgang mit dem eigenen Körper
desinfizierend, luftreinigend, immunstimulierend, konzentrationsfördernd, anregend, stimmungsaufhellend

Bergamotte: Öl für Selbstakzeptanz
desinfizierend, immunstimulierend, entkrampfend, stimulierend-entspannend, angstlösend, stimmungsaufhellend

Mandarine: Öl für Heiterkeit und Kreativität
desinfizierend, entkrampfend, durchblutungsfördernd, stimmungsaufhellend, angstlösend

Pfefferminze: Öl für ein lebhaftes und glückliches Herz und eine glückliche Seele
abwehrsteigernd, entgiftend, reinigend, erfrischend und klärend, konzentrationsfördernd

Tee

Infused Passion – Splash Iced Tea

1 Handvoll frische Weißdornblüten oder
Weißdorntee aus der Apotheke
½ Zweig frischer Rosmarin
1 Zweig frische Zitronenmelisse
1 Zweig frische Pfefferminze
2 EL Heidelbeeren

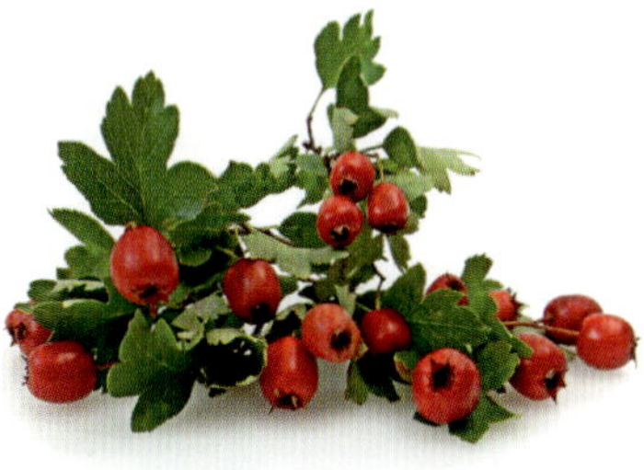

Zubereitung mit frischen Blüten

Weißdornblüten in einem Sieb vorsichtig abspülen und dann in einen großen Krug geben. Rosmarin, Zitronenmelisse, Pfefferminze und Beeren ebenfalls waschen und hinzufügen.

Alles zusammen mit kaltem Wasser aufgießen und nach Belieben Eiswürfel zugeben.

Der „Tee" kann immer wieder aufgegossen werden.

Zubereitung mit Weißdorntee (Beutel)

Weißdorntee in einem Krug mit 250 ml heißem Wasser übergießen und für ca. 10 Minuten ziehen lassen. Abseihen, abkühlen lassen und die restlichen Zutaten zufügen.

Mit kaltem Wasser und nach Belieben mit Eiswürfeln auffüllen.

Optional kann der Tee auch gesüßt werden, etwa mit Honig, Reissirup oder Stevia.

Dieser Eistee hat es in sich: Der **Weißdorn** ist eine besondere Pflanze, die meist in Parks, an Hecken oder auch am Wegesrand zu finden ist. Weißdorn wirkt positiv auf die Herzgesundheit, unterstützt das Herz-Kreislauf-System und hilft gegen Müdigkeit und Abgeschlagenheit.

Rosmarin wurde schon bei den alten Griechen und Römern als Heilmittel eingesetzt. Er unterstützt das Gedächtnis und die Leistungsfähigkeit des Gehirns. Gerade im Sommer hilft er dabei, „einen kühlen Kopf zu bewahren".

Zitronenmelisse ist das Sommerkraut schlechthin. Ihr frischer Geschmack eignet sich hervorragend für den Tee, zudem wirkt sie beruhigend.

Die **Pfefferminze** schließlich hat eine stark kühlende Wirkung auf den Körper und ist damit ebenfalls ein geeignetes Sommerkraut. Ihre positiven Eigenschaften gehen aber weit darüber hinaus. So wirkt sie entspannend auf den Magen-Darm-Trakt, auf die Atemwege und kann auch bei Kopfschmerzen erfolgreich eingesetzt werden.

Äußere Anwendungen für den Körper

Wechselduschen

Der schnellste Espresso der Welt: das Kneipp'sche Armbad!

Sie sind wahrscheinlich so alt wie die Menschheit selbst: Wechselduschen. Früher noch an heiße Quellen und kalte Flüsse gebunden, kann diese gesundheitsfördernde Methode heute ganz einfach in der Dusche angewandt werden.

Das Prinzip ist recht einfach: Der Körper wird abwechselnd mit heißem und kaltem Wasser stimuliert, wodurch die Muskulatur sich zusammenzieht und wieder ausdehnt. Diese Muskelaktivierung regt die Entgiftungsprozesse im Körper an.

Als weiterer Nebeneffekt wird der Kreislauf angeregt. Der Reiz des kalten und warmen Wassers auf der Haut sorgt für bessere Durchblutung und damit für eine Verbesserung des Hautbilds.

So geht's:

- Am besten zunächst wie gewohnt duschen, um den Körper an das Wasser zu gewöhnen.
  Danach beginnst du „herzfern", das heißt auf deiner rechten Körperseite.
- Beginne immer bei den Füßen und arbeite dich langsam nach oben.
- Beginne mit warmem Wasser, reduziere nach und nach die Temperatur und beende die Wechseldusche mit kaltem Wasser.
- Du brauchst nicht gleich bei den ersten Malen mit sehr kaltem bzw. heißem Wasser zu starten. Stattdessen baue die Wechselduschen in deine Duschroutine ein und steigere langsam den Temperaturunterschied. Je öfter du die Wechselduschen anwendest, desto leichter wird dir der Schritt mit dem kalten Wasser fallen.

Wichtig: Solltest du Kreislaufprobleme, Herzerkrankungen oder sonstige gesundheitliche Beeinträchtigungen haben, hole dir vorher ärztlichen Rat!

Bürstenmassage

Unsere Haut besteht aus ca. 2,4 Millionen Poren. Als das Organ mit der größten Oberfläche ist sie mitverantwortlich für die Ausleitung von Giftstoffen aus dem Körper.

Mechanische Reize auf der Haut aktivieren das Lymphsystem und stärken die Selbstregulierungsprozesse des Körpers. Das Abreiben der Haut öffnet die Poren und unterstützt wiederum den Entgiftungsprozess. Alte Hautzellen werden entfernt, die regelmäßige Anwendung sorgt für eine glatte und weiche Oberfläche. Außerdem können durch das Abreiben chemische Stoffe etwa von Duschgels oder Bodylotions abgetragen werden, die einen Film auf der Haut hinterlassen.

Um deine Gesundheit zu unterstützen, kannst du dich vor jeder Dusche mit einer Bürste abreiben und danach wie gewohnt duschen.

Du brauchst:

1 Massagebürste (ggf. mit Stiel)
etwas Zeit

Wie bei der Wechseldusche beginnst du auch hier am besten beim rechten Fuß und arbeitest dich langsam in kreisenden Bewegungen nach oben vor. Wenn du eine Bürste mit Stiel hast, kannst du ganz einfach auch deinen Rücken bürsten.

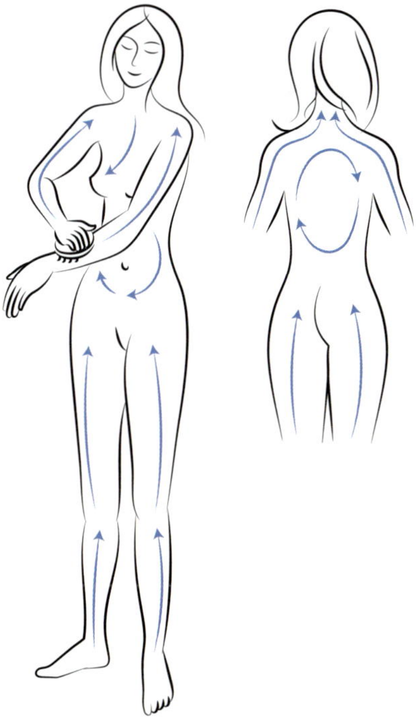

Homemade

Schneller After-Sun-Spray

120 ml Wasser
1 EL Mandelöl
8 Tropfen Lavendelöl
8 Tropfen Pfefferminzöl
8 Tropfen Teebaumöl
1 kleine Sprühflasche

Wasser abkochen und in eine kleine Sprühflasche füllen. Das Mandelöl hinzufügen, die ätherischen Öl eintropfen und alles gut durchschütteln.

Den Spray am besten im Kühlschrank aufbewahren – so wirkt er zusätzlich kühlend.

Schnelles DIY-Deo

1 TL Maisstärke
1 TL Natron
1 TL Kokosöl
3–5 Tropfen ätherisches Öl nach Wahl

Alle Zutaten miteinander verrühren und die Masse in ein verschließbares Gefäß füllen.

Bei Bedarf eine kleine Menge auf den Finger auftragen und unter der Achsel auftragen.

Vorsicht: Danach nicht gleich anziehen!
Das Öl hinterlässt leicht Flecken auf der Kleidung.

Natron bindet die Gerüche und wirkt basisch.
Da Schweiß sauer ist, wird er durch Natron neutralisiert.

GEDANKEN TANKEN

Leitgedanken & Affirmationen für den Sommer

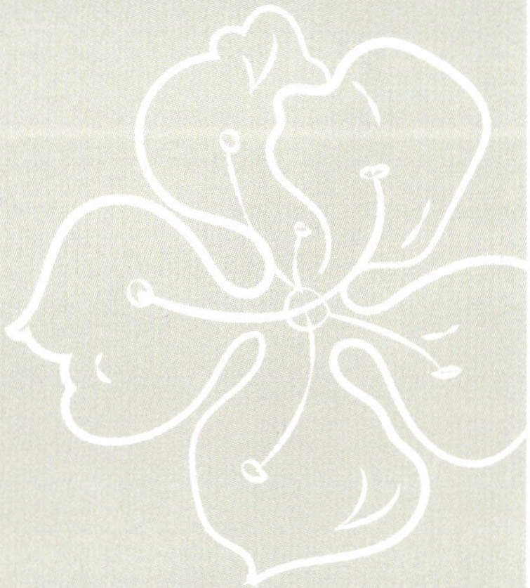

- Ich bin erfüllt mit Kraft und Lebensfreude.
- Ich vertraue mir.
- Das Leben lächelt mir zu.
- Die Lust am Leben beflügelt mich.
- Ich bin mutig und stark.
- Ich bin ganz auf Lebensfreude und Genuss ausgerichtet.
- Ich bin ein Wunder des Lebens.
- Ich blicke in mich und sehe Liebe und Freude.
- Ich bin umgeben von der Liebe des Lebens.
- Ich liebe jede Zelle meines Körpers.
- Liebe und Kraft pulsieren in mir.
- Mein Herz ist offen, weit und freudig.
- Mein Herz tanzt vor Glück.
- Ich genieße und liebe mein Leben.

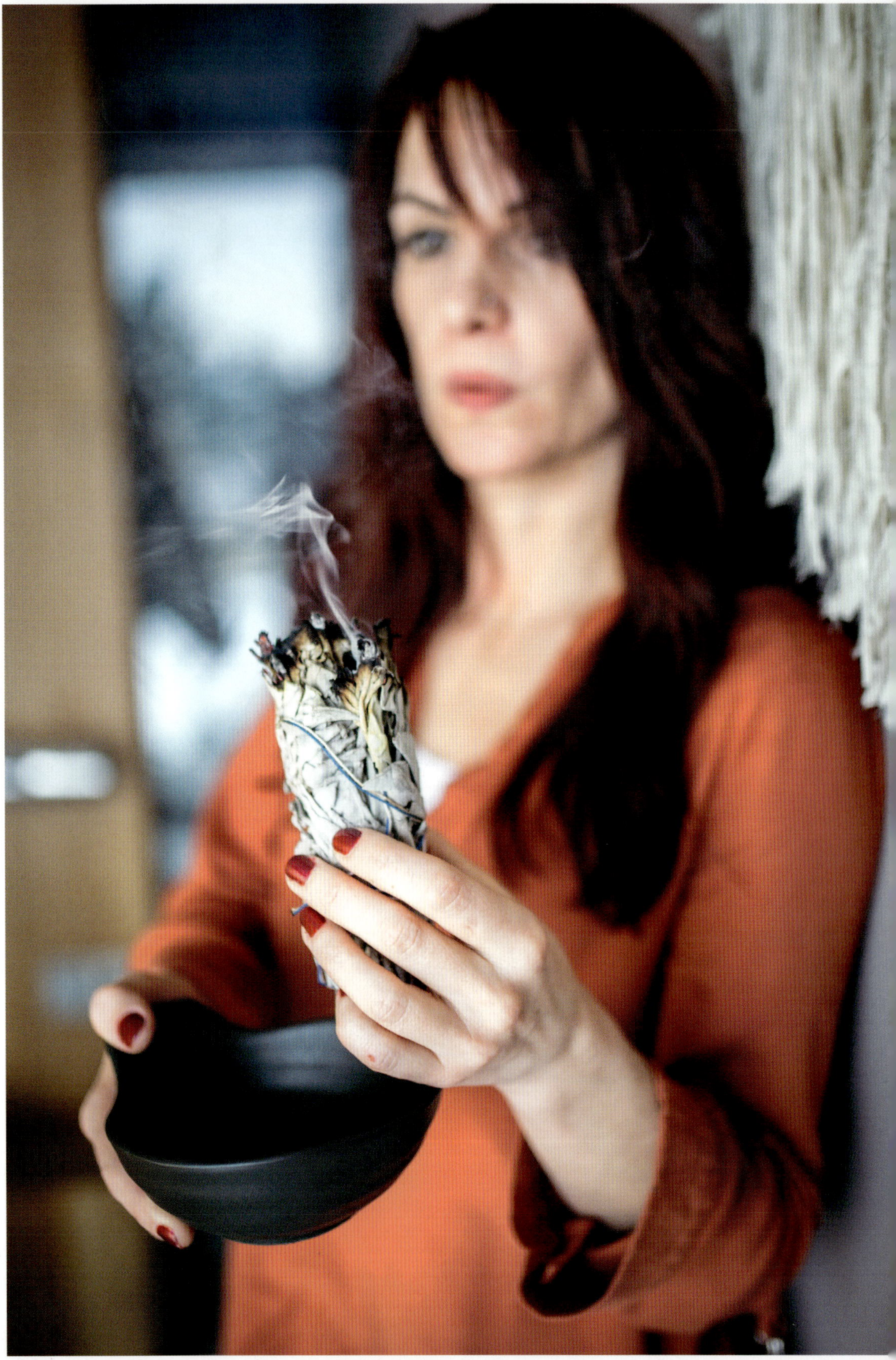

Herbst

Im Herbst sammelte ich alle meine Sorgen
und vergrub sie in meinem Garten.
Als der Frühling wiederkehrte – im April –,
um die Erde zu heiraten,
da wuchsen in meinem Garten schöne Blumen.

Khalil Gibran

Bedeutung des Herbsts

Wenn es dem Sommer zu bunt wird, ist Herbst.

THOM RENZIE

Astronomisch gesehen beginnt der Herbst am Tag der Herbst-Tag- und Nachtgleiche, dem 22. oder 23. September, und endet mit der Wintersonnenwende am 21. oder 22. Dezember. Im meteorologischen Sinn erstreckt er sich vom 1. September bis zum 30. November.

Blickt man in der Geschichte zurück, so zeigten vor allem die germanischen und althochdeutschen Monatsnamen sehr deutlich, wofür der Herbst steht: Die drei Monate des meteorologischen Herbstes hießen Scheidung (September, er stand für den Abschied), Gilbhart (Oktober, er stand für das Gelbfärben der Blätter und das Vergilben bzw. Vergehen) und Nebelung (November).

Der Herbst ist reich an erntereifem Obst und Gemüse. Die Natur zeigt sich noch einmal von ihrer buntesten Seite, bevor sie ihre Hüllen fallen lässt und kahl wird. Die Tage werden kühler, oft ist es **nebelig oder stürmisch**. Auch in der Tierwelt zeigt sich die Veränderung: Fleißig werden Winterquartiere gesucht und gebaut, während viele Vögel überhaupt in wärmere Gebiete ziehen.

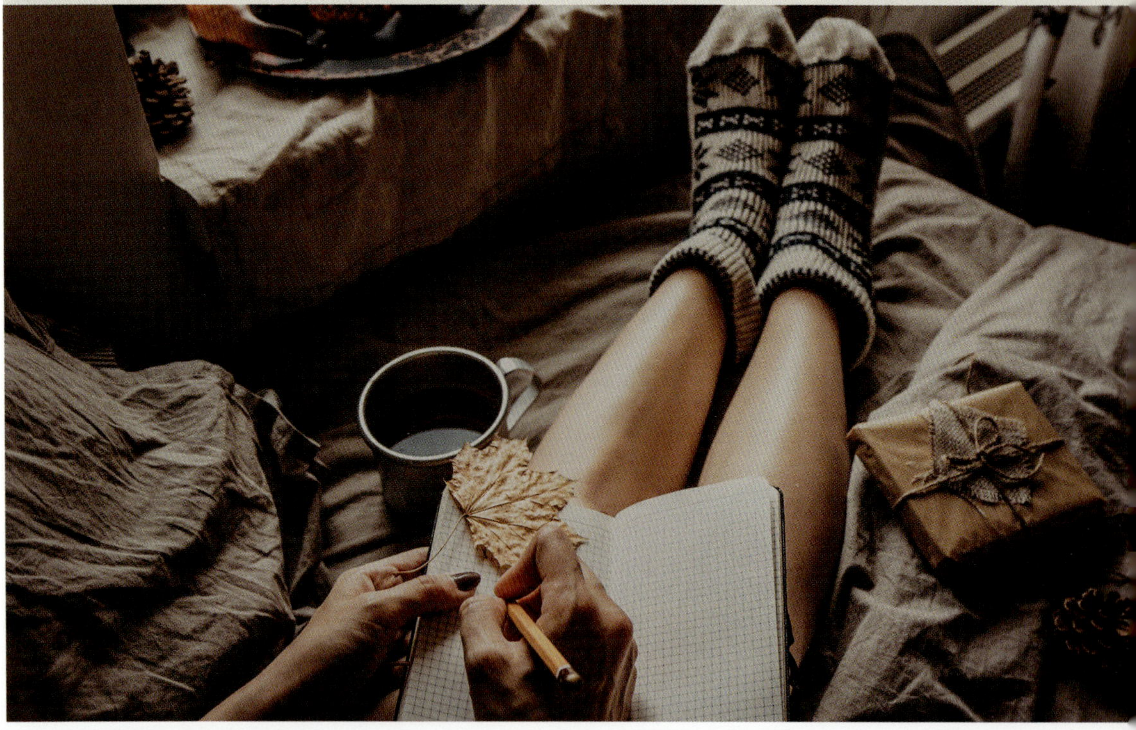

Für manche Menschen ist der Herbst eine eher unangenehme oder sogar schmerzliche Jahreszeit, gilt es doch Abschied vom Sommer zu nehmen und dem „Sterben" in der Natur zuzusehen. Die christlichen Feiertage Allerheiligen und Allerseelen können dies noch verstärken, wird man doch auch an Verluste und die eigene Vergänglichkeit erinnert. Für andere Menschen wiederum ist der Herbst eine prächtige Jahreszeit, deren leuchtende Herbstwälder, bunte Spätblüher und reife Früchte sie dankbar annehmen und mit Freude genießen.

Unabhängig davon, wie du dem Herbst gegenüberstehst, seine Bedeutung liegt sowohl im Wandel, im Loslassen, im Vergehen als auch in der Ernte, im Annehmen und in der Dankbarkeit.

Es ist die optimale Jahreszeit, um

- zu ernten, was du gesät hast
- loszulassen, was dir nicht mehr länger dient
- Abschied zu nehmen
- dich mit Wandel und Veränderung auseinanderzusetzen
- dankbar zu anzunehmen, was dir das Leben schenkt
- Dankbarkeit zu kultivieren.

Auf der körperlichen Ebene ist es empfehlenswert,

- die letzten wärmenden Sonnenstrahlen zu genießen
- draußen Tageslicht zu tanken, so oft es geht
- ruhiger zu werden und es sich gemütlicher zu machen
- mehr wärmende Speisen und Getränke zu sich zu nehmen
- ausreichend Vitamine und Vitalstoffe aufzunehmen, um das Immunsystem zu stärken
- den Kreislauf durch Saunabesuche oder Wechselduschen zu unterstützen.

Mindful Eating

Saisonkalender

Oktober

Apfel
Birne
Blumenkohl
Bohnen
Brokkoli
Brombeeren
Champignons
Chicorée
Chinakohl
Esskastanien
Fenchel
Karotte
Kartoffel
Kohl
Kohlrabi
Kürbis
Lauch
Mais
Mangold
Nüsse
Pastinake
Quitte
Radieschen
Rettich
Rosenkohl
Rote Bete
Rotkohl
Rüben
Salate
Schwarzwurzel
Sellerie
Spinat
Trauben
Wirsing
Zucchini
Zwetschken
Zwiebel

Im Oktober beginnt auch bereits wieder die Lagerware (Äpfel, Birnen, …)

November bis Dezember

Chinakohl
Feldsalat
Grünkohl
Kartoffel
Karotte
Kohlsorten
Kürbis
Lauch
Pastinake
Quitte
Schwarzwurzel
Sellerie

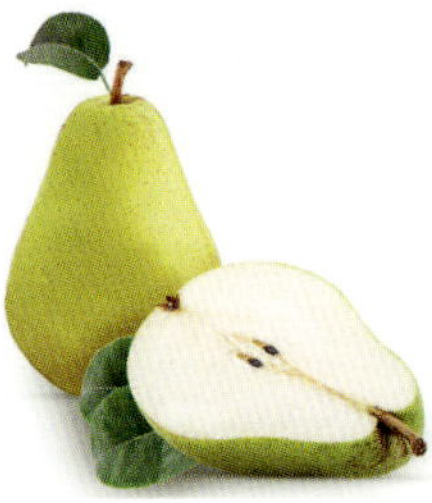

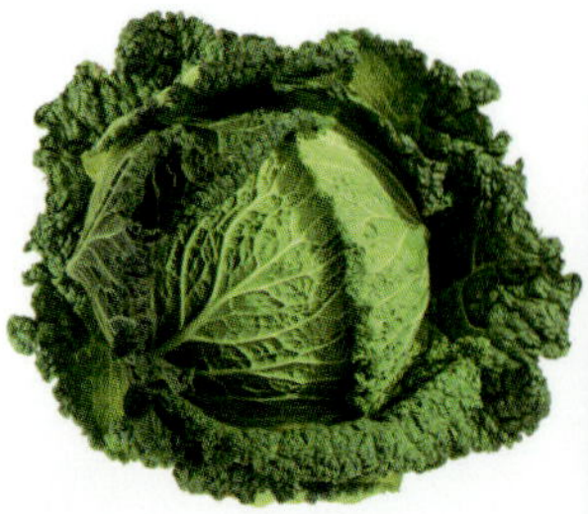

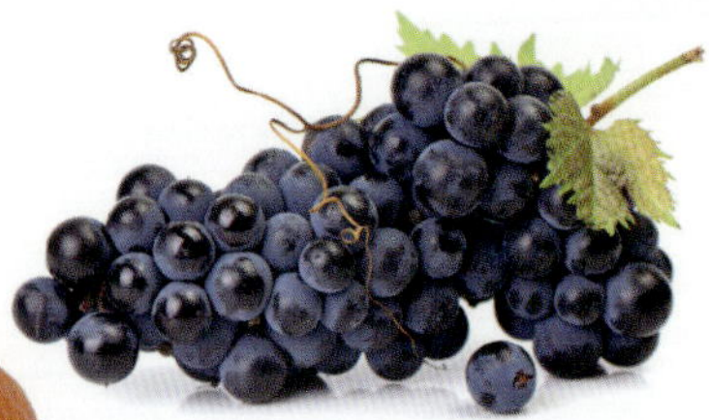

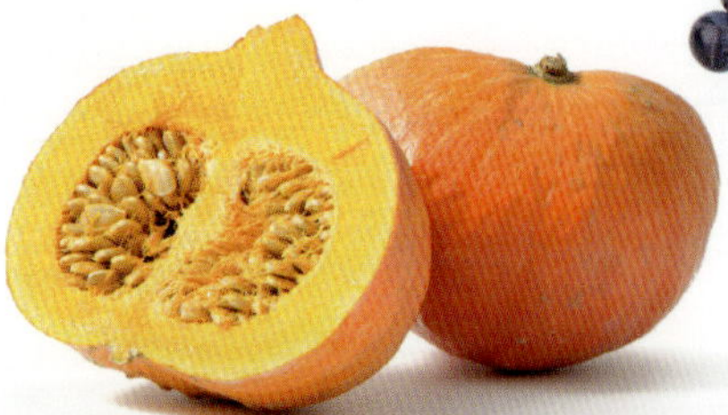

Lebensmittel und ihre Wirkung

Wir haben einige Lebensmittel, die im Herbst gedeihen, genauer unter die Lupe genommen. Hier liest du, was sie alles können.

Birne

Dieses Gute-Laune-Obst ist reich an B-Vitaminen und unterstützt Gehirn und Nervensystem. Darüber hinaus sollen Birnen die Schleimhäute im Körper reinigen. Ein Birnenkompott, ohne Zucker zubereitet, ist daher auch ein guter Unterstützer bei Husten oder Erkältungen mit Schleimbildung.

Brokkoli

ist reich an Kalium und unterstützt daher unsere Nieren. Der hohe Vitamin-C-Gehalt stärkt die Abwehrkräfte. Brokkoli unterstützt unsere Zellen bei der Erneuerung und wirkt entgiftend.

Kürbis

Der hohe Gehalt an Betacarotin ist je nach Sorte schon an der Farbe zu erkennen. Kürbis ist besonders reizarm, mild entwässernd und bringt Hilfe bei Verstopfung.

Quitte

Quitten enthalten viel Pektin, das sehr gesund für Herz und Darm ist. Außerdem ist reichlich Folsäure enthalten, die vor allem Frauen mit Kinderwunsch zu sich nehmen sollten.

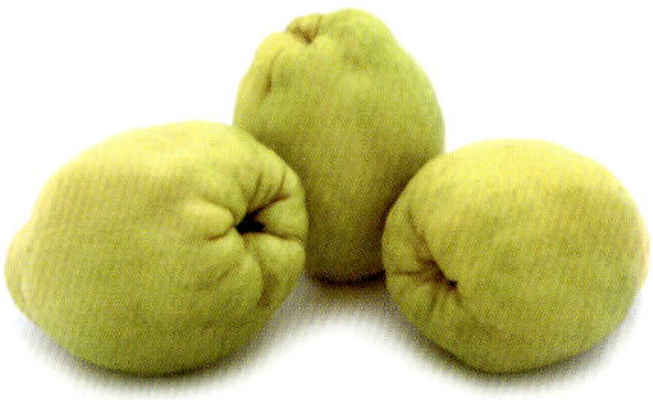

Rote Bete

ist reich an Folsäure und kann dadurch Folsäuremangel vorbeugen. Zudem hat sie einen hohen Kohlenhydratanteil und enthält wenig Eiweiß. Das enthaltene Betain regt die Leber- und Gallenflüssigkeit an. Rote Bete wirkt überdies abführend und hilft somit bei Verstopfung.

Zwiebel

Die positive Wirkung der Zwiebel auf den Körper ist allseits bekannt. Ob bei Husten, Schnupfen oder Grippe, die ätherischen Öle und viele weitere Inhaltsstoffe der Zwiebel tun ihre Wirkung. Darüber hinaus gilt die Zwiebel als hilfreich bei Bluthochdruck, wirkt desinfizierend und fördert die Verdauung.

Ernährungs-Info:

Einfache Schritte, um Mindful Eating in den Alltag zu integrieren

Nimm dir Zeit
Egal, ob du ein Käsebrot isst oder ein 5-Gänge-Menü: Nimm dir Zeit, dein Essen bewusst und ohne Hektik zu genießen.

Setz dich hin
Es klingt simpel, dennoch ist es ein Zeichen der Ruhe, sich beim Essen hinzusetzen. Gönne deinem Körper diese Pause.

Augen zu
Versuche einmal, deinen ersten Bissen mit geschlossenen Augen zu essen. Dadurch kommen deine Geschmacksnerven voll auf ihre Kosten.

Bewusst kauen
Kaue ganz bewusst. Schon im Mund beginnt der Körper mit der Verdauung.

Langsam essen
Versuche einmal mit der Hand zu essen, die du sonst nicht benutzt. So kannst du das Essen entschleunigen.

Essen ohne Störfaktoren
Versuche, deine Mahlzeit ohne Handy, Fernsehen oder Zeitung zu genießen.

Positive Gespräche
Wenn du in Gesellschaft isst, versuche Themen, die dich ärgern oder anstacheln, so gut es geht zu vermeiden. Stress wirkt sich negativ auf die Verdauung aus. Der Körper merkt sich dann: Essen = Stress!

Dankbarkeit
Sag danke! Es ist nicht selbstverständlich, tolles, hochwertiges Essen auf dem Teller zu haben.

Lachen
Stehe deinem Essen wohlwollend und freundlich gegenüber. Lächle dich und dein Essen an und spüre die Freude dabei.

No Stress
Versuche deine nächste Tasse Tee oder deine nächste Suppe mit Achtsamkeit zu genießen. Sei ganz bei dir und deinem Essen. Du wirst sehen, es is(s)t anders. Dabei gilt: Nichts überstürzen. Überfordere dich nicht. Erkenne an, wenn du achtsames Essen umsetzt, und bleibe urteilsfrei dir selbst gegenüber, wenn es manchmal nicht klappt. Übung macht den Meister und du wirst sehen, dass du schon mit kleinen Schritten Veränderungen spürst.

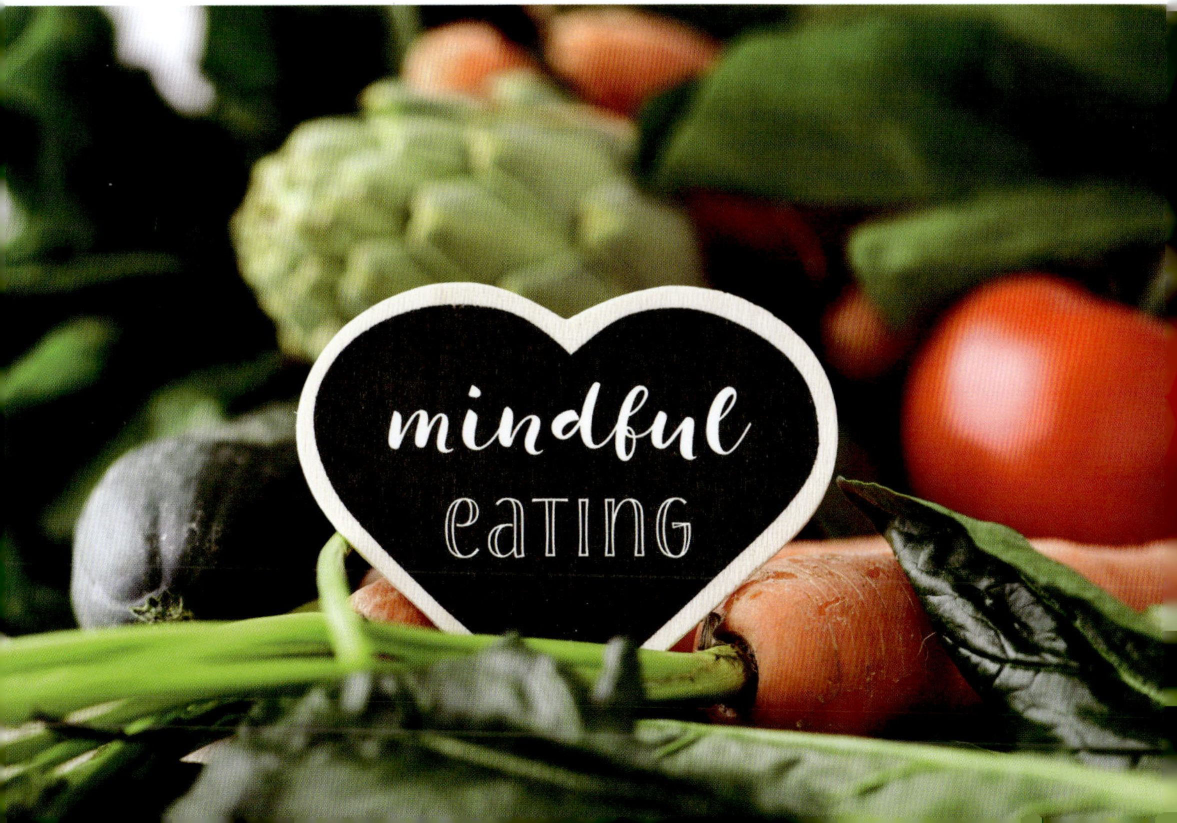

Chinakohlsalat mit Quitten und Walnüssen Für 2 Personen | 30 Minuten

200 g Chinakohl
1 Quitte
1 EL Butter
2 EL Honig
100 ml Apfelsaft
1 Zimtstange
1 Stück Sternanis
1 Handvoll Walnüsse

Für das Dressing
6 EL Olivenöl
4 EL Weißweinessig
1 TL Honig
Salz, Pfeffer
½ TL Estragonsenf

Chinakohl in feine Streifen schneiden, in einem Sieb gut spülen und abtropfen lassen.

Quitte waschen, schälen und halbieren. Kerngehäuse entfernen und das Fruchtfleisch in dünne Spalten schneiden.

In einer Pfanne Butter und Honig zerlassen und bei kleiner Flamme verrühren. Die Quittenspalten hinzufügen, mit Weißwein ablöschen, Apfelsaft, Zimtstange und Sternanis zugeben und alles zusammen 20 Minuten zugedeckt bei kleiner Flamme dünsten.

Für das Dressing alle Zutaten verrühren und über dem Chinakohl verteilen. Gut durchmischen. Wenn die Quitten gar sind, die Stücke auf dem Salat anrichten und die Nüsse darauf verteilen.

Rote-Bete-Tatar mit Ei auf Feldsalat Für 2 Personen | 25 Minuten

200 g Rote Bete (ggf. vorgegart)
1 Schalotte oder kleine Zwiebel
½ Bund Petersilie
1 TL Estragonsenf
2 EL Olivenöl
1 TL Honig
1 EL Weißweinessig
Salz, Pfeffer
2 EL Kapern (nach Belieben)
2 Eier
100 g Feldsalat

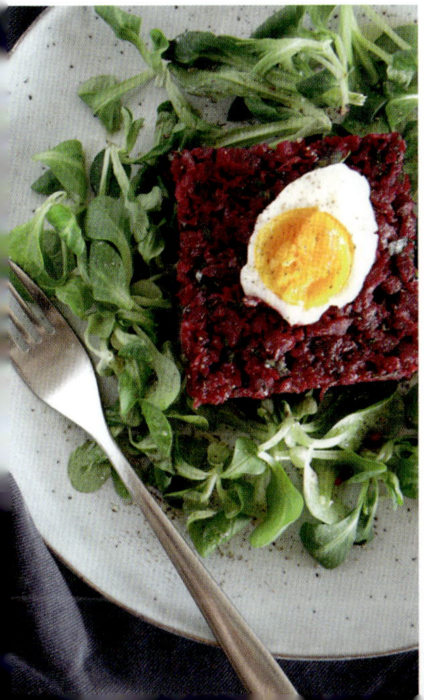

Rote Bete (falls nicht vorgegart) in einem Topf mit Wasser gar kochen. Abkühlen lassen, die Schale entfernen, die Knollen klein hacken und in eine Schüssel geben.
Zwiebel fein hacken und in einem Sieb mit heißem Wasser überspülen. Kapern ebenfalls hacken. Beides mit Senf, Öl, Honig und Essig gut vermengen und ziehen lassen.
In einem weiteren Topf Wasser zum Kochen bringen. Die Eier in das kochende Wasser legen, zudecken und den Herd abdrehen. Die Eier 10 Minuten im heißen Wasser ziehen lassen.
Inzwischen den Feldsalat auseinanderzupfen, gut waschen und abtropfen lassen. Die Eier abschrecken, schälen, halbieren und zur Seite stellen.
Auf einem Teller Feldsalat und Ei anrichten und das Tatar daraufsetzen.

Serviertipp: Mit Servierringen kannst du das Tatar formschön anrichten!

Geschmacks-Tipp: Wenn du die Zwiebel mit heißem Wasser abspülst, nimmt das etwas Schärfe, und das Gericht schmeckt „runder". Bereite das Tatar schon früher zu, sodass es gut durchziehen kann. Danach nochmals abschmecken.

Pikante Herbsttorte mit Zwiebel und Birne

Für 4 Personen | 50 Minuten

1 Pkg. Blätterteig
1 große rote Zwiebel
2 kleine reife Birnen
etwas Zitronensaft
250 g geriebener Käse
1 Becher Sauerrahm
3 Eier
1 Prise Muskat
etwas Kümmel (optional)

Backofen auf 160 °C (Ober- und Unterhitze) vorheizen.

Den Teig ausrollen, eine Tortenform damit auslegen und den Teig leicht über den Rand schlagen. Mit einer Gabel den Teig mehrmals einstechen.

Die Zwiebeln schälen und in dünne Scheiben schneiden. Die Birnen waschen, teilen, entkernen und ebenfalls in dünne Scheiben schneiden. Die Scheiben mit etwas Zitronensaft beträufeln.

Für den Guss in einer Schüssel Sauerrahm, Eier, Käse, Muskat und Kümmel glatt rühren und beiseite stellen.

Zwiebel- und Birnenstücke auf dem Teig verteilen und mit dem Guss übergießen. Mit einem Löffel die Füllung leicht durchmischen. Dann etwa 30–40 Minuten im Backofen backen, bis die Tarte bräunt.

Herausnehmen, etwas abkühlen lassen und frisch servieren.

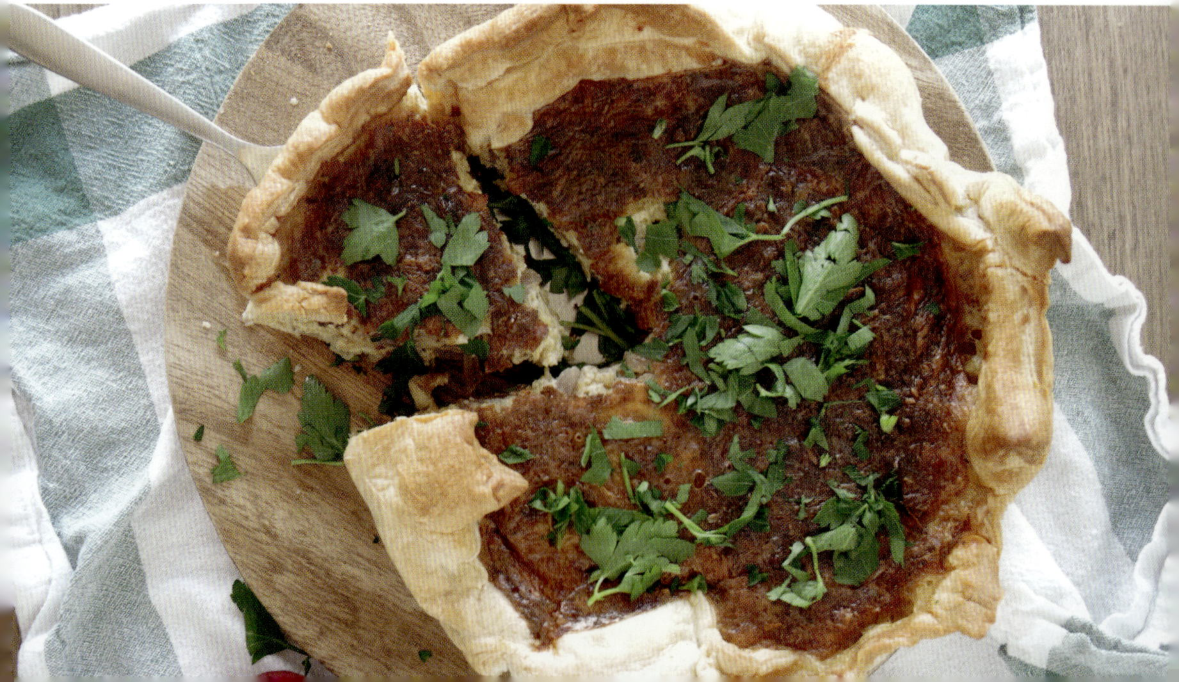

Weißwein-Risotto mit Pfifferlingen und Preiselbeerkompott

Für 4 Personen | 1 Stunde

½ Zwiebel
½ EL Kokosöl oder Olivenöl
250 g schwarzer Reis
¼ l Weißwein
1 l Gemüsebrühe
1 kleines Stück Butter
1 EL Mandelmus weiß
1 Handvoll Parmesan
Salz, Pfeffer
½ TL getrockneter Thymian

Für die Pfifferlinge
200 g Pfifferlinge
etwas Kokosöl
Salz
etwas Thymian
50 g frische Preiselbeeren

Die Zwiebel klein schneiden. In einem Topf Öl erhitzen und die Zwiebel darin glasig anschwitzen. Dann den Reis dazugeben, kurz mitdünsten und mit Weißwein ablöschen.

Etwa 200 ml von der Gemüsebrühe dazugeben und umrühren. Einkochen lassen und immer, wenn die Flüssigkeit verdunstet ist, wieder Brühe nachgießen. Diesen Vorgang so lange wiederholen, bis der Reis gar ist. Achtung: Schwarzer Reis bleibt eher kernig.

Nach etwa 50 Minuten ist der Reis gar. Danach Butter, Parmesan und Mandelmus unterrühren und nochmals alles bei kleiner Flamme ziehen lassen.

In der Zwischenzeit Pilze in etwas Kokosöl andünsten und zur Seite stellen.

Risotto mit Thymian, Salz und Pfeffer abschmecken und auf einem Teller anrichten. Pilze und Preiselbeeren darüber verteilen und frischen Parmesan darüberstreuen.

Preiselbeerkompott selbstgemacht

200 ml roter Traubensaft
250 g brauner Zucker
1 Zimtstange
1 kleines Stück Vanilleschote
500 g Preiselbeeren
2 TL Agar-Agar

Preiselbeeren waschen. In einem Topf Traubensaft mit Zucker, Zimt und Vanille aufkochen und die Preiselbeeren zugeben. Die Mischung mindestens 10 Minuten köcheln lassen, danach kurz zur Seite stellen, Agar-Agar einrühren und alles zusammen nochmals 2 Minuten kochen.

Noch heiß in saubere Schraubgläser füllen und sofort verschließen.

Ofenpflaumen mit Gewürzcreme Für 4 Personen | 30 Minuten

8 frische Pflaumen
1 TL Zimt
1 EL Honig
1 EL Rum (optional)
200 g griechisches Joghurt
100 ml Sahne
½ TL Zimt
½ TL gemahlene Vanille
1 Msp. gemahlener Kardamom
1 Pkg. Vanillezucker
2 EL Honig

Backofen auf 150 °C vorheizen. Pflaumen waschen, entkernen und vierteln. Die Früchte in eine Schüssel füllen und Zimt, Honig und Rum untermischen.

Die Pflaumenmischung auf einem mit Backpapier ausgelegten Backblech verteilen und 20 Minuten im Ofen backen.

In der Zwischenzeit für die Creme Joghurt, Sahne, Zimt, Vanille, Kardamom, Vanillezucker und Honig in einer Schüssel mit dem Mixer verrühren.

Die Creme in Servierschüsseln füllen und mit den gebackenen Pflaumen servieren.

Aktivierte Nüsse Vorbereitungszeit: 1–2 Tage

500 g Nüsse nach Wahl
1 ½ TL Meersalz
Wasser

Die Nüsse über Nacht (oder mindestens 6–8 Stunden) bei Zimmertemperatur in Wasser einweichen.

Anschließend abgießen, mit kaltem Wasser abspülen und trocken tupfen.

Den Backofen auf 50 °C vorheizen. Die Nüsse auf einem Backblech im Ofen oder in einem Dörrgerät für 8–12 Stunden trocknen lassen. (Cashewnüsse oder Macadamianüsse brauchen nur 4–6 Stunden.)

Danach die Nüsse vollständig auskühlen lassen und in einem luftdichten Gefäß aus Glas im Kühlschrank oder an einem kühlen Ort lagern.

Tipp: Du kannst die Nüsse auch noch würzen: z. B. pikant mit Meersalz, getrockneter Paprika und Kräutern der Provence. Dazu einfach nach dem Trocknungsvorgang mit den Gewürzen bestreuen und nochmals 10 Minuten im Backofen trocknen.

Für eine süße Variante eignen sich Vanille, Zimt und 1 EL Rohrohrzucker. Auch hier nach dem Trocknungsvorgang würzen und nochmals 10 Minuten in den Ofen geben.

Info: Warum Nüsse aktivieren

Wenn Nüsse eingeweicht werden, beginnt der natürliche Keimprozess. Dabei werden Enzymhemmer und Säuren abgebaut, gleichzeitig werden Nährstoffe freigesetzt. Dadurch wird die Nuss noch hochwertiger. Der Aufwand lohnt sich, wenn man gleich eine größere Menge zubereitet.

Eingelegter Kürbis

Für 5–8 Gläser | 35 Minuten

1 kg Kürbis nach Wahl (z. B. Hokkaido, Muskatkürbis)
3 Stk. Nelken
1 Zimtstange
1 Lorbeerblatt
150 ml Apfelsaft
200 ml Essig
150 ml Wasser
Salz, Pfeffer

Kürbis schälen und in kleine Stücke schneiden.

Die Stücke mit Gewürzen, Apfelsaft, Essig und Wasser in einem Topf aufkochen und auf niedriger Flamme zugedeckt weichkochen lassen.

Den Kürbis abseihen und die Flüssigkeit auffangen. Die Kürbisstücke in sterile Gläser füllen und mit der Flüssigkeit bedecken. Die Gläser verschließen, auf den Kopf stellen und abkühlen lassen.

Zwiebel-Apfel-Konfitüre

Für ca. 5 Gläser | 30 Minuten

500 g gelbe Zwiebeln
500 g Äpfel
1 EL getrockneter Thymian
½ TL Zimt
Saft von 1 Zitrone
500 g Zucker
200 ml milder Essig (z. B. Balsamico)

Zwiebeln schälen und in kleine Stücke hacken. Äpfel ebenfalls schälen, vom Strunk und vom Kerngehäuse befreien und in einen Topf geben. Die Zitrone auspressen. Thymian, Zimt und Zitronensaft in den Kochtopf zufügen und alles gut miteinander vermischen.

Essig und Zucker hinzufügen und alles zusammen zum Kochen bringen. Etwa 5 Minuten leicht köcheln lassen, dann vom Herd nehmen und in saubere Gläser füllen. Gläser auf den Kopf stellen und die Konfitüre so für 2 Tage ziehen lassen.

Brokkoli-Feta-Pesto Für 1 Schraubglas | 25 Minuten

1 kleiner Kopf Brokkoli
1 Bund frische Petersilie
½ Frühlingszwiebel
2 EL Sonnenblumenkerne
1 Pkg. Feta
ca. 60 ml Olivenöl
1 Schuss Zitronensaft
Salz, Pfeffer

Einen Topf mit Wasser zum Kochen bringen.

Brokkoliröschen vom Stiel schneiden und im kochenden Wasser ca. 15 Minuten garen. In der Zwischenzeit Frühlingszwiebel, Petersilie und Feta in Stücke schneiden und in einen Mixbehälter füllen.

Wenn der Brokkoli gar ist, abseihen, mit kaltem Wasser abspülen und in den Mixer zugeben. Alle Zutaten zu einer möglichst glatten Masse vermengen und nach Bedarf mit etwas Salz, Pfeffer, etwas Öl oder Zitronensaft abschmecken.

Das Pesto passt prima zu Pasta, eignet sich aber auch als Aufstrich oder Dip zu Gemüsesticks.

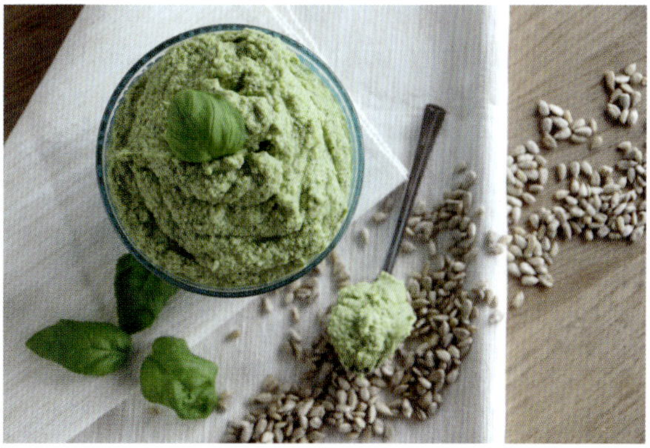

Body & Mind

Achtsamkeit im Herbst

Es kommt der Herbst und damit die Frage: Was fällt ab?

BRIGITTE FUCHS

Früher ging es im Herbst um die Beschäftigung mit dem Notwendigen – im besten Wortsinn mit allem, was im Winter zur Not werden konnte. Es galt all das vorzubereiten, womit man den Winter gut überstehen oder überhaupt überleben konnte. Neben oder nach der Ernte mussten alle wichtigen Vorkehrungen für den Winter getroffen werden: Nahrungsmittel wurden eingelagert und eingekocht, die Gebäude winterfest gemacht, Heizmaterial wurde gebunkert.

In unserer Zeit und in unseren Breiten müssen wir das glücklicherweise nicht mehr, da praktisch alles, was wir brauchen, jederzeit verfügbar ist. So liegt die Achtsamkeit im Herbst nicht mehr vorrangig in der Vorbereitung auf den Winter, sondern wir können diese Zeit auch nutzen, um auf die beiden Hauptthemen einzugehen, die sich in dieser Jahreszeit zeigen: die Dankbarkeit und das Loslassen.

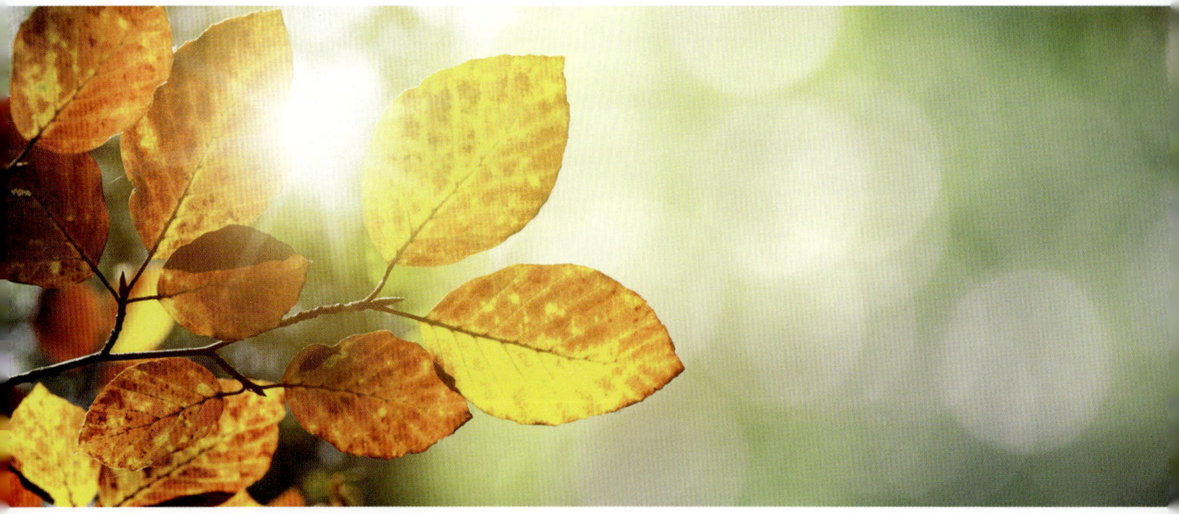

Dankbarkeit

In unserer oft rastlosen Gegenwart erscheint es vielen Menschen eine unnötige Zeitverschwendung, hin und wieder einmal innezuhalten und einfach nur dankbar zu sein – für das Leben selbst, für die Menschen, die es mit uns teilen, für all die kleinen und großen Dinge, die es lebenswert machen, und auch für all das, was wir oft als selbstverständlich betrachten: sauberes, fließendes Wasser zum Beispiel, ein warmes Bett, angenehme Kleidung, leckeres Essen, ein gutes Buch, ein spannender Film oder auch ein freundlicher Blick und eine herzliche Umarmung.

Dankbarkeit hat eine besondere Magie und ist im wahrsten Sinn des Wortes heilend: Wissenschaftler des kalifornischen HeartMath-Institutes haben herausgefunden, dass in nur wenigen Minuten, in denen du echte Dankbarkeit fühlst, mindestens 1400 chemische Substanzen ausgeschüttet werden, die in deinem Körper für Entspannung, Wachstum und Reparatur sorgen – und diese Wirkung hält mehrere Stunden an!

Das zeigt: Die Empfindung positiver Emotionen wie Dankbarkeit stärkt die Selbstheilungskräfte und hat unmittelbare Auswirkungen auf die Zellen deines Körpers. Wenn das kein Plädoyer für die Dankbarkeit ist!

Viele spirituelle Lehrer sind außerdem überzeugt, dass durch sie das Gute im Leben noch vermehrt wird: Dankbarkeit zieht Gutes an.

Mit dem Dankbarsein machst du für dich aber vor allem eins: Du lenkst deine Wahrnehmung auf Dinge, die dein Leben bereichern oder es vielleicht auch ausmachen, du steckst deine Energie in positive Aspekte und bereitest dir (und in der Folge eventuell auch anderen) damit Freude.

Frage dich einmal: Wofür bist du dankbar?
Welche großen und kleinen Dinge machen dein Leben angenehm?
Was hat dir dein Leben bereits an Gutem geschenkt?
Was, wofür du dankbar sein kannst, erscheint dir zwar selbstverständlich, ist es für viele andere Menschen aber nicht?
Wofür bist du deinen „Lieblingsmenschen" dankbar? Und wofür vielleicht Bekannten oder auch Fremden?
Wofür bist du dir selbst dankbar?

Dies ist übrigens auch ein wunderbares **Gute-Nacht-Ritual**, um mit schönen Gefühlen und Gedanken in den Schlaf zu gleiten: Frage dich abends vor dem Einschlafen, wofür du an diesem Tag dankbar sein konntest, und zähle auch die

Winzigkeiten auf. Gehe den gesamten Tag durch. Du wirst überrascht sein, wie viel Gutes dir widerfahren ist, ohne dass es dir vorher aufgefallen wäre.

Es lohnt sich, in deinem Alltag achtsamer mit Dankbarkeit umzugehen und deine Gedanken und auch dein Tun immer wieder bewusst darauf auszurichten.

Tipp: Die Übung ist auch sehr schönes Ritual für Kinder!

Loslassen

So, wie im Herbst die Bäume ihre Blätter abwerfen und die Natur sich zurückzieht, so kannst auch du dich fragen, was von dir abfallen soll und was du abwerfen möchtest.

Vielleicht ist es ein alter Gegenstand, den du nicht mehr brauchst, mit dem du aber an der Vergangenheit festhältst. Vielleicht ein Möbelstück, das nicht mehr praktisch ist. Vielleicht eine Gewohnheit, die dir nicht mehr dient. Oder ein Fehler, den du in deiner Vergangenheit gemacht hast. Ein Verlust, den du noch nicht überwunden hast. Eine Arbeitsstelle, die dich auslaugt. Ein Mensch, der dich kränkt. Oder Groll auf jemanden oder etwas.

Sei einmal ganz ehrlich zu dir: Was hältst du fest? Was dient dir nicht mehr?

Loslassen ist oft nicht so einfach und lässt sich manchmal nicht sofort umsetzen. Es lohnt sich trotzdem: In den meisten Fällen bedeutet es auch, mit sich ins Reine zu kommen. Es ist immer wieder verwunderlich zu erkennen, wie bereitwillig wir Menschen den eigenen inneren Frieden opfern, nur um an etwas längst Überholtem festzuhalten.

„Das werde ich ihm/ihr nie verzeihen!", hört man oft. Leider schaden wir uns damit nur selbst: Denn so, wie sich Dankbarkeit positiv auswirkt, so negativ ist die Wirkung von Groll. Während die Person, der er gilt, oft froh und munter weiterlebt, bleiben wir selbst im Groll hängen und verschließen uns so dem inneren Frieden. Wem soll das nützen?

Loslassen heißt oft vergeben. Vergeben bedeutet nicht, gutzuheißen, was passiert ist. Es bedeutet nicht, gute Miene zum bösen Spiel zu machen oder jemanden trotz allem wieder in dein Leben zu lassen. Vergeben bedeutet in erster Linie, dich von deiner eigenen negativen Emotion zu lösen. Dabei ist es unerheblich, ob es gilt, dir selbst oder anderen zu verzeihen. Manchmal heißt es auch, dir zu vergeben, dass du einem Menschen gerade (noch) nicht vergeben kannst.

Vergeben heißt frei werden von Vergangenem, sodass du dich nicht mehr selbst damit quälst.

Es gibt viele Möglichkeiten, Tools und Werkzeuge, um Vergeben und Loslassen zu lernen. Egal, ob es sich um ein großes oder ein kleines Loslassen handelt: Es wird immer belohnt.

Nur wer loslässt, hat die Hände frei. Schließlich kannst du die Geschenke des Lebens nur dann annehmen, wenn du beide Hände dafür frei hast!

Achtsamkeitsübungen für den Herbst

> *Ich ziehe deshalb den Herbst dem Frühjahr vor,*
> *weil das Auge im Herbst den Himmel,*
> *im Frühjahr aber die Erde sucht.*
> SÖREN KIERKEGAARD

Dankbarkeit

Nimm dir etwa 10 Minuten Zeit und begib dich an einen ruhigen und ungestörten Ort. Mach es dir bequem.

Lege nun eine Hand auf dein Herz. Spüre die Hand auf deiner Brust ruhen.

Stell dir nun vor, du atmest durch diese Hand in dein Herz ein und aus. Stelle dir das so lange vor, bis dein Atem ruhig, entspannt und gleichmäßig „durch dein Herz" ein und aus fließt.

Lenke nun deine Gedanken auf Dankbarkeit. Wofür bist du heute dankbar? Wie würde es sich anfühlen, wenn du jetzt dankbar wärst? Vielleicht fällt dir dazu auch eine Situation oder ein Mensch ein. Lass dich ganz auf das Gefühl der Dankbarkeit ein.

Bleibe einige Minuten mit deinem Fokus auf Dankbarkeit und in diesem Gefühl.
Wie ist dieses Gefühl?
Wo spürst du es am meisten?
Ist es alltäglich oder außergewöhnlich für dich?

Wenn du gedanklich abschweifst, kehre bewusst wieder zur Dankbarkeit zurück.

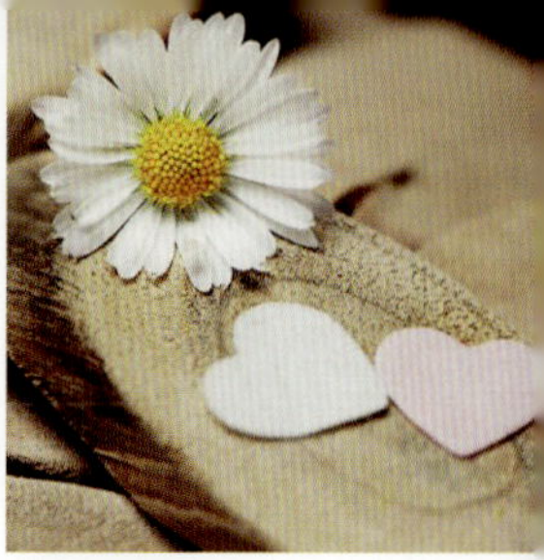

Beende die Übung und spüre nach: Was hat sich in dir durch diese Übung verändert? (Und das abgesehen von den etwa ca. 1400 heilsamen chemischen Substanzen, die dein Körper in dieser Zeit ausgeschüttet hat!)

Tipp: Falls du es nicht auf Anhieb fühlen kannst, lass dich nicht entmutigen. Bleib in diesem Fall einfach mit deinen Gedanken beim Thema Dankbarkeit. Frage dich: „Wie würde es sich jetzt anfühlen, dankbar für … zu sein?" Früher oder später wird dein Körper deinem Geist folgen und Dankbarkeitsgefühle produzieren. Manchmal braucht es nur ein wenig Übung und einige Wiederholungen.

Achtsames Waschen: Lichtdusche

Achtsames Reinigen des eigenen Körpers – etwa bewusstes Duschen – ist für viele Menschen eine völlig neue Erfahrung. Gemeint ist hier, dass du nicht gedanklich zum Beispiel mit deinem Chef verhandelst, mit deinem Partner diskutierst, deinem Kind hilfst oder Vergangenes bzw. Zukünftiges zum wiederholten Male durchspielst, während du unter der Dusche stehst.

Gemeint ist, dass du deine Dusche zu einem bewussten Erlebnis machst, präsent bleibst – im Hier und Jetzt. Dass du jeden Moment unter der Dusche wahrnimmst: Du spürst und genießt das Wasser auf deiner Haut, wie es in kleinen Bächen deinen Körper entlangfließt und ihn reinigt.

Was soll und darf das Wasser noch von dir abspülen?

Du kannst dir dabei auch vorstellen, wie mit dem Wasser reinigendes und heilendes Licht auf dich herabfließt und auch deine Seele, deinen Geist von allem Belastenden, jeglichem Stress, jeglichen Sorgen und allem Unwohlsein befreit.

Sieh dabei zu, wie all dies durch den Abfluss weggespült wird, so lange, bis du rein und klar bist.

Du kannst dir nun weiter vorstellen, wie das Licht deinen ganzen Körper erfüllt und umhüllt.

Sei im wahrsten Sinne des Wortes strahlend und rein, wenn du aus der Dusche steigst.

Tipp: Du kannst dies auch beim Händewaschen anwenden – du wirst die Wirkung spüren!

Selbstcoaching-Übungen

Loslassen mit der liegenden Acht

Egal, wen oder was du loslassen möchtest, ob Personen, Emotionen, Ängste, Situationen oder innere Einstellungen: Diese Übung kannst du in allen Fällen verwenden. Sie ist einfach und doch sehr effektiv!

Du brauchst:

- ca. 5–10 Minuten Zeit (pro Durchgang) und Ruhe
- ein Blatt Papier (A4)
- einen Stift bzw. Kugelschreiber (am besten mit blauer oder grüner Farbe)

So geht's:

- Lege das A4-Blatt im Querformat vor dich hin. Schreibe in die linke Hälfte des Blattes das zu behandelnde Thema, die innere Einstellung, Situation, Emotion, den Namen der Person oder was immer du loslassen möchtest.
- Schreibe deinen Namen auf die rechte Hälfte des Blattes.
- Ziehe nun von links oben beginnend eine liegende Acht um deinen Namen und das Thema, sodass beides in den voneinander getrennten Hälften der Acht steht.
- Lass dir Zeit und ziehe diese Acht immer wieder nach. Setze dies 5–10 Minuten lang fort oder so lange, bis du das Gefühl hast, dass es genügt.
- Wiederhole dies täglich, bis sich deine emotionale Haltung zu dem Thema verändert hat. Dafür verwendest du immer dasselbe Blatt.
- Der letzte Schritt ist das endgültige Loslassen, das „Cutting". Hier trennst du z. B. mit einer Schere das Blatt am Berührungspunkt der beiden Kreise auseinander. Danach kannst du die Hälften entsorgen oder auch verbrennen – ganz wie du magst.

Der Blumentopf und das Leben

Du brauchst:

- mindestens 30 Minuten Zeit und Ruhe
- ein Blatt Papier
- einen Stift bzw. Kugelschreiber

So geht's:

Ein Professor stand vor seiner Philosophie-Klasse und hatte einige Gegenstände vor sich. Als der Unterricht begann, nahm er wortlos einen sehr großen Blumentopf und begann diesen mit Golfbällen zu füllen. Er fragte die Studenten, ob der Topf nun voll sei. Sie bejahten es.

Dann nahm der Professor ein Behältnis mit Kieselsteinen und schüttete diese in den Topf. Er bewegte den Topf sachte, und die Kieselsteine rollten in die Leerräume zwischen den Golfbällen. Dann fragte er die Studenten wiederum, ob der Topf voll sei. Sie stimmten zu.

Der Professor nahm nun als nächstes eine Dose mit Sand und schüttete diesen in den Topf. Natürlich füllte der Sand die kleinsten verbliebenen Freiräume. Erneut fragte er, ob der Topf nun voll sei. Die Studenten antworteten einstimmig „ja".

Der Professor nahm zwei Gläser mit Wasser, schüttete den gesamten Inhalt in den Topf und füllte so den letzten Raum zwischen den Sandkörnern aus. Die Studenten lachten.

„Nun", sagte der Professor, als das Lachen langsam nachließ, „ich möchte, dass Sie diesen Topf als die **Repräsentation Ihres Lebens** ansehen.

Die **Golfbälle** sind die **wichtigen Dinge** in Ihrem Leben: die bevorzugten, ja leidenschaftlichen Aspekte Ihres Lebens, durch die, falls in Ihrem Leben alles verloren ginge und nur noch diese verbleiben würden, Ihr Leben trotzdem erfüllend wäre.

Die **Kieselsteine** symbolisieren die **anderen Dinge** im Leben wie Arbeit, Ihr Haus, Ihr Auto.

Der Sand ist alles andere, die **Kleinigkeiten**.

Falls Sie den Sand zuerst in den Topf geben, bleibt weder Platz für die Kieselsteine noch für die Golfbälle. Dasselbe gilt für Ihr Leben:

Wenn Sie all Ihre Zeit und Energie in Kleinigkeiten investieren, werden Sie nie Platz haben für die wichtigen Dinge.

Achten Sie auf die Dinge, die Ihr Glück gefährden. Spielen Sie mit Ihren Kindern. Führen Sie Ihren Partner oder Ihre Partnerin zum Essen aus. Es wird immer noch Zeit bleiben, um das Haus zu reinigen oder andere Pflichten zu erledigen."

Einer der Studenten hob die Hand und wollte wissen, was es denn mit dem Wasser auf sich habe. Der Professor schmunzelte: „Ich bin froh, dass Sie das fragen. Wasser ist neutral, es steht für Ihre Gefühle. Es soll Ihnen zeigen: Egal, wie vollgepackt Ihr Leben auch sein mag – Ihre Gefühle durchdringen es."

Autor unbekannt

Notiere nun die Antworten auf folgende Fragen:

Allgemein:

- Was sind deine „Golfbälle"?
- Was sind deine „Kieselsteine"?
- Was ist dein „Sand"?
- Wie ist dein „Wasser"? Womit durchdringst du dein Leben? (z. B. Freude, Ärger, Leichtigkeit, Schwere, Lust, Frust, ...)

Loslassen:

- Gibt es etwas, wovon du dich lösen möchtest?
- Wovon, und zu welcher Rubrik gehört es (Golfball, Kieselstein, Sand, Wasser)?
- Welche inneren Einstellungen halten dich ab, dich davon zu lösen?
- Angenommen, du hast dich schon davon gelöst – wie sieht dein Leben jetzt aus? Was ist anders? Was ist stattdessen da?
- Auf einer Skala von 0 bis 10 (0 = gar nicht, 10 = maximal): Wie hoch ist deine innere Bereitschaft, dich davon zu lösen?
- Wenn du über 6 liegst: Was könnte dir dabei helfen, dich davon zu lösen?

Dankbarkeit:

- Für welche „Golfbälle" bist du besonders dankbar?
- Für welche „Kieselsteine"?
- Was ist der „Sand", der dich dankbar macht?
- Was an deinem „Wasser" lässt dich dankbar sein?
- Wie kannst du mehr Dankbarkeit in dein „Wasser" bringen?

Entspannung und Meditation

Der Vulkan

Nimm dir ca. 20 Minuten Zeit und mache es dir an einem ruhigen und ungestörten Ort bequem.
Nimm ein paar tiefe Atemzüge und signalisiere so deinem Körper und deiner Psyche den Beginn einer Entspannung. Fokussiere nun weiter auf deinen Atem: Atme ein paar Mal entspannt ein und verfolge den Fluss deines Atems in deinem Körper. Spüre, wie er durch die Nase einströmt, durch Rachen und Hals in die Lunge fließt, wie sich Brustkorb und Bauchdecke dabei heben. Fühle, wie beim Ausatmen alles Verbrauchte deinen Körper verlässt, wie sich Brust und Bauch wieder senken und leer werden.
Stell dir vor, du bist ein hoher Berg – ein mächtiger Vulkan.
Beobachte dich selbst, wie du ganz dieser Vulkan bist.
Betrachte dich als Vulkan von allen Seiten und aus der Vogelperspektive.
Während du dich so betrachtest, erkennst du, dass der Vulkan kurz vor dem Ausbrechen steht. Du siehst, wie es im Inneren bereits raucht und brodelt und wie alles bereit ist, auszubrechen.
Lass deinen Vulkan nun ausbrechen. Lass ihn alles einfach herausschleudern. Nimm wahr, wie all das herausgeschleudert wird, was dir hinderlich ist, was du loslassen möchtest.
Beobachte, was da sonst noch aus dir als Vulkan herausgeschleudert wird. Beobachte es einfach nur, lass es geschehen, verändere nichts.
Beobachte so lange, bis der Vulkanausbruch vorbei ist, bis sich alles wieder beruhigt hat.
Dann stell dir vor, es beginnt zu regnen. Ein angenehmer, reinigender und erfrischender Regen spült alles weg, löst alles auf, was da aus dir, dem Vulkan, herausgeschleudert wurde. Spüre das Loslassen, die Erleichterung, die Reinigung. Lass alles von dir wegfließen und sich auflösen.
Wenn alles weggespült ist, sich alles aufgelöst hat, hört der Regen langsam auf. Der Himmel wird klar und strahlend blau über dir und die Sonne scheint.
Spüre, wie das Blau des Himmels es in dir und um dich herum friedvoll und ruhig werden lässt.
Genieße, wie dich das goldene Licht der Sonne umhüllt, wie es dich kräftigt und mit neuer Energie erfüllt. Nimm es voller Freude und Dankbarkeit an.
Kehre erleichtert, ruhig und gestärkt wieder in das Hier und Jetzt zurück.
Beende die Meditation mit einem tiefen Atemzug.

Herbstrituale

Variante 1: Loslassen

Wähle einen Gegenstand in deinem Haushalt, der für dich das symbolisiert, was du loslassen möchtest. Er sollte auf jeden Fall dir gehören.

Welchen Gegenstand hast du gewählt? Warum gerade diesen?

Welche Geschichte hat dieser Gegenstand?

Gefällt dir der Gegenstand noch?

Trenne dich von diesem Gegenstand: verschenke ihn oder wirf ihn weg. Verstaue ihn nicht bloß irgendwo am Dachboden oder im Keller.

Sollte dir das schwerfallen, hat es etwas mit dem zu tun, das du loslassen möchtest. Dein Unterbewusstsein hat sich nicht zufällig für genau diesen Gegenstand als Symbol für dein Loslass-Thema entschieden. Fühlst du also Widerstand dabei, dich von diesem Gegenstand zu trennen, gibt es in dir auch noch einen Widerstand gegen das Loslassen dieses Problems oder dieser Situation.

In diesem Fall frage dich, was es dir so schwer macht, dich davon zu trennen. Wie wird dein Leben sein, wenn du dich von dieser Erinnerung, diesem Gegenstand getrennt hast? Kannst du dich trotz Widerstand davon trennen?

Falls nicht, ist der Schritt noch nicht passend. Dann wähle einfach einen anderen Gegenstand.

Variante 2: Loslassen und Annehmen

Du brauchst:

- Ruhe und etwas Zeit
- ein kleines feuerfestes Gefäß (z. B. ein kleiner alter Kochtopf)
- Papier, Stift und Feuerzeug

So geht's:

Schreibe dir einmal alles von der Seele: Schreibe alles auf, was du loslassen möchtest, was dir nicht mehr dient, was dich belastet, dich ärgert, dich verletzt oder dich sorgt. Nimm dir ausreichend Zeit und Raum dazu.

Stell dir dabei vor, dass, indem du es aufschreibst, all dies vollständig aus dir heraus und in das Papier fließt.

Wenn du alles aufgeschrieben hast, dann verbrenne das Papier in dem feuerfesten Gefäß und sieh dabei zu, wie sich die Belastungen in Rauch auflösen und verschwinden.

Tipp: Du kannst auch etwas Beifuß, Wacholder oder Salbei mitverbrennen. Sie unterstützen das Loslassen und reinigen zusätzlich.

Nimm nun ein neues Blatt Papier und schreibe auf, womit du die nun leeren Seelenräume in deinem Inneren füllen möchtest: z. B. mit schönen Gefühlen wie Liebe, Dankbarkeit, Sicherheit, Vertrauen, Wertschätzung, Freiheit.

Zum Abschluss schreibe auf, wofür du jetzt schon dankbar in deinem Leben bist. Achte dabei auch auf die vielen Kleinigkeiten, die dir selbstverständlich erscheinen, es aber in Wahrheit nicht sind.

Atemübungen

Für den Herbst eignen sich die folgenden Atemübungen ganz besonders gut, weil sie nicht nur entspannend, sondern auch auf allen Ebenen ausgleichend wirken.

Wichtig: Atme bevorzugt durch die Nase ein! Übertreibe nicht. Sollte dir schwindlig werden, pausiere oder beende die Übung.

Atem in Balance

- Setze dich aufrecht hin oder lege dich ausgestreckt auf den Rücken.
- Lege eine Hand auf den Bauch, die andere Hand auf die Brust.
- Atme nun langsam und gleichmäßig ganz tief in beide Handflächen hinein ein und zähle dabei langsam bis fünf.
- Halte den Atem an und zähle dabei ebenfalls bis fünf.
- Atme langsam und vollständig aus, während du wieder bis fünf zählst.
- Halte wieder den Atem an und zähle bis fünf.
- Ziel dieser Atemübung ist, dass die einzelnen Atemschritte Einatmen – Pause – Ausatmen – Pause jeweils gleich lang sind. Das Zählen bis fünf ist dabei nur ein Richtwert. Du kannst selbstverständlich auch länger oder kürzer zählen, je nachdem, wie es für dich angenehm ist. Dein Körper bleibt dabei völlig entspannt, auch die Schultern und dein Gesicht.
- Wiederhole diese Atemtechnik ein paar Minuten lang.
- Spüre nach und genieße die Wirkung.

Wechselatmung

- Setze dich aufrecht hin, wie es für dich bequem ist.
- Führe deine linke Hand zur Nase und verschließe mit dem Daumen dein linkes Nasenloch.
- Atme tief und gleichmäßig durch das rechte Nasenloch ein.
- Verschließe nun mit dem Zeigefinger der linken Hand das rechte Nasenloch und gib das linke Nasenloch wieder frei.
- Atme durch das linke Nasenloch langsam und vollständig aus.
- Atme durch das linke Nasenloch langsam und tief ein, während du das rechte verschlossen hältst.
- Löse nun den Zeigefinger vom rechten Nasenloch und verschließe mit dem Daumen wieder das linke.
- Atme durch das rechte Nasenloch langsam und vollständig aus, während du das linke verschlossen hältst.
- Dein Körper bleibt dabei so entspannt wie möglich – besonders die Schultern.
- Wiederhole diese Reihenfolge ein paar Minuten lang.
- Spüre nach und genieße die Wirkung.

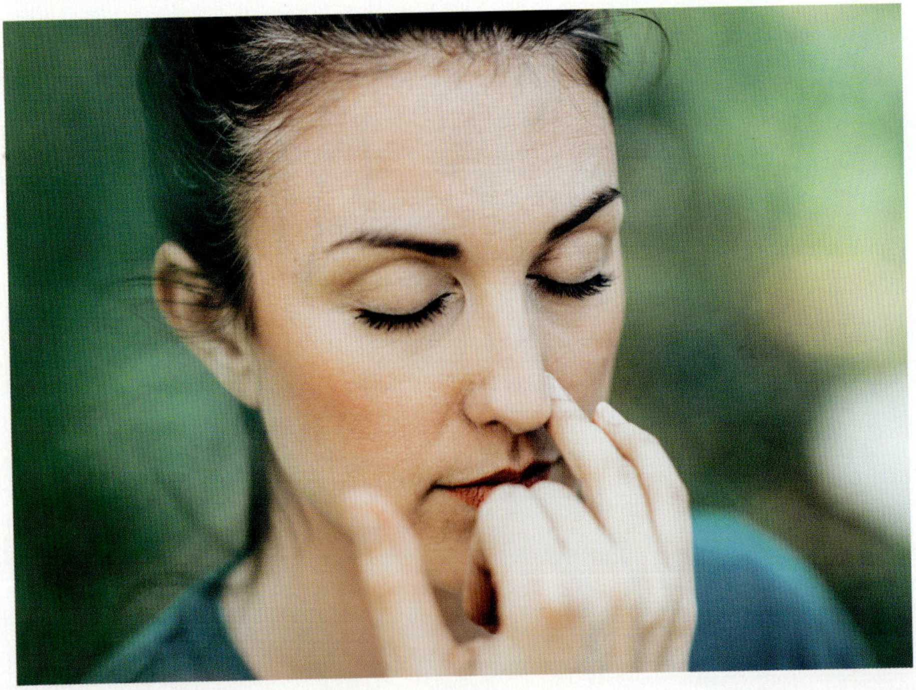

Körperübungen

Klopfe dich frei

Diese Übung belebt und entspannt gleichzeitig. Sie fördert die Durchblutung, löst Blockaden und macht auch geistig leicht und frei.

So geht's:

- Stelle dich aufrecht hin und klopfe sanft und rhythmisch deinen Körper von oben nach unten ab.
- Beginne am Scheitelpunkt deines Kopfes: Klopfe hier einige Male mit den Fingerspitzen beider Hände und wandere dann klopfend mit den Händen über deinen Hinterkopf, deinen Nacken und deine Schultern.
- Klopfe nun jeweils ein paar Mal über deine Augenbrauen, an deine Schläfen, unter deine Augen, unter deine Nase, an dein Kinn.
- Klopfe deine Schlüsselbeine und deine Brust.
- Klopfe mit verschränkten Armen die Ober- und Unterarme sowie die Seiten deines Oberkörpers.
- Klopfe über Bauchraum, unteren Rücken, Becken und Po.
- Beuge dich nach vorne und klopfe auch deine Beine und Füße an der Vorder- und Rückseite.

Tipp: Du kannst auch variieren: Klopfe einmal mit den Fingerspitzen, dann wieder mit der ganzen Hand. Wähle die Intensität, die dir gerade guttut.

Variation 1: Klopfen als Loslass-Übung. Stell dir vor, du klopfst das Thema, die Emotion oder das, was du loslassen möchtest, aus deinem Körper und aus deinem Leben.

Variation 2: Einklopfen von Leitsätzen oder Affirmationen. Such dir einen Leitsatz aus. Während du klopfst, wiederhole den Satz laut. Klopfe jeweils an einer Körperstelle so lange, wie du brauchst, um den Satz laut auszusprechen. Wechsle dann die Klopfstelle und sprich den Satz wieder laut aus. Wiederhole dies für den ganzen Körper.

Yogaübung: Taube

„Ich lasse los und bin frei"

Körperliche Wirkung: Öffnung des Beckens, Stimulation und Kräftigung aller Organe im unteren Bauch, Entlastung von Schulter- und Nackenmuskulatur

Psychische Wirkung: löst Emotionen wie Angst, Wut, Trauer; bringt Blockaden in Fluss, unterstützt das Loslassen

So geht's:

- Lege dich auf den Bauch.
- Richte beim Einatmen deinen Oberkörper ein wenig auf und stütze dich auf deine Unterarme.
- Ziehe das rechte Knie nach vorn und lasse das linke Bein ausgestreckt.
- Schiebe die rechte Ferse unter den linken Hüftknochen. Dann lass deinen Oberkörper auf den Boden sinken. Atme ein paar Mal langsam und tief ein und aus.
- Löse dich behutsam aus der Stellung, strecke das rechte Bein aus und ziehe das linke an.
- Bleibe wieder ein paar Minuten in dieser Stellung, während du tief und langsam atmest.
- Am Anfang ist die Position möglicherweise unangenehm. Doch mit der Zeit wird es dir gelingen, die Anspannung in Hüften und Becken aufzulösen. Hier stauen sich häufig Stress und negative Emotionen. Durch die Übung werden diese gelöst.

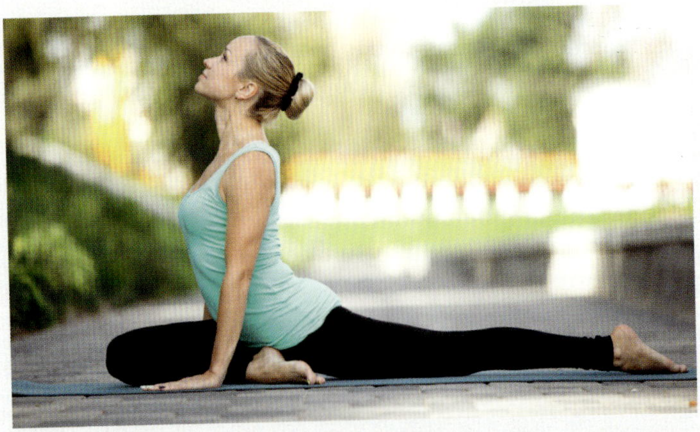

Home Spa

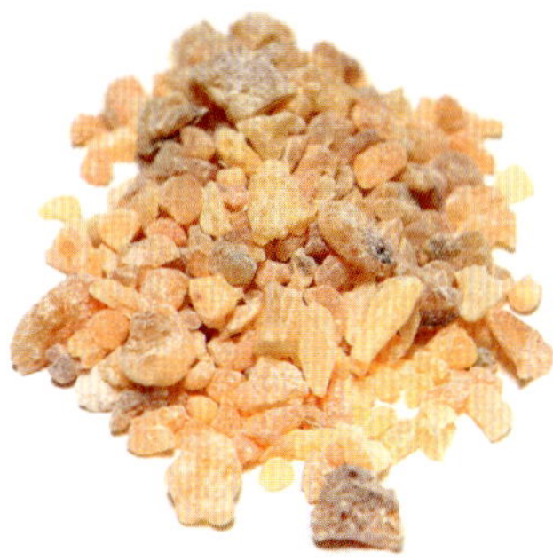

Diffuser-Mischung

Variante 1
3 Tropfen Nelke
1 Tropfen Ingwer
1 Tropfen Kardamom
1 Tropfen Mandarine

Variante 2
3 Tropfen Orange
1 Tropfen Ingwer
1 Tropfen Nelke
2 Tropfen Weihrauch

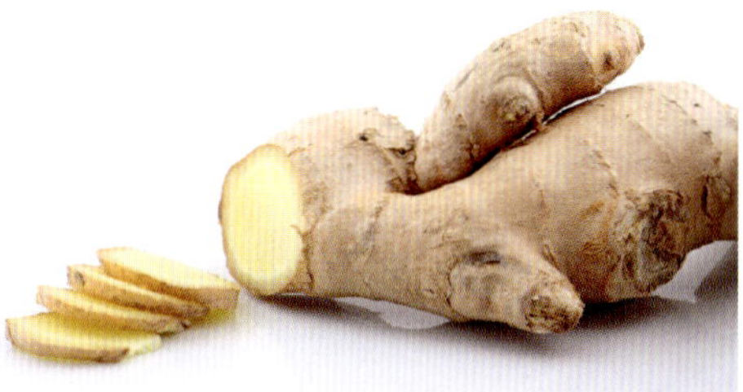

So wirken die Öle

Ingwer: Öl zur Stärkung und Selbstwertsteigerung
vitalisierend, schmerzstillend, antiviral, stimmungsaufhellend, regenerierend, entspannend

Nelke: Öl für klare Grenzen und Mut
antibakteriell, antiviral, durchblutungsfördernd, immunstimulierend, anregend, stärkend, stimmungsaufhellend

Kardamom: Öl für Objektivität
antibakteriell, antiseptisch, herzstärkend, stimulierend, belebend, beruhigend, ausgleichend

Mandarine: Öl für Heiterkeit und Kreativität
desinfizierend, entkrampfend, durchblutungsfördernd, stimmungsaufhellend, angstlösend

Orange: Öl für Kreativität und Fülle
antibakteriell, antiviral, immunstimulierend, belebend, entspannend, aufhellend

Weihrauch: Öl der Wahrheit
antiviral, antibakteriell, schmerzlindernd, inspirierend, angstlösend

Tee

„Ease your Breath"-Tee

1 EL getrockneter Spitzwegerich
1 EL getrocknete Hagebutten
1 Stk. Sternanis
Schale von 1 Orange
etwas Honig zum Süßen (optional)

Spitzwegerich und Hagebutten in ein Teesieb oder einen Teebeutel geben.

Einen Topf mit ½ Liter Wasser aufstellen. Sternanis und Orangenschale hinzufügen, Teesieb einhängen und alles zusammen ca. 10 Minuten bei kleiner Hitze ziehen lassen.

Nach 10 Minuten Teesieb und übrige Zutaten entfernen. Tee nach Belieben süßen und genießen.

Der Spitzwegerich ist bekannt für seine wohltuende Wirkung bei verschiedenen Hustenerkrankungen. Darüber hinaus wirkt er antibiotisch und schleimlösend. Das Wiesenkraut macht sich übrigens auch sehr gut im Salat.

Hagebutten sind reich an Vitamin C, stärken das Immunsystem und beugen Erkältungskrankheiten vor.

Sternanis wirkt antibakteriell und unterstützt den Heilungsverlauf bei Erkrankungen der Atemwege.

Die Orange verleiht dem Tee mit ihrem Duft eine wunderbare Note und wirkt sich ebenfalls positiv auf die oberen Atemwege aus.

Äußere Anwendungen für den Körper

Apfel-Körpermaske

3 Äpfel
50 ml Öl (z. B. Kokosöl, Mandelöl, Olivenöl)
2 EL grobes Meersalz
2 Tropfen Zitronenöl (optional)

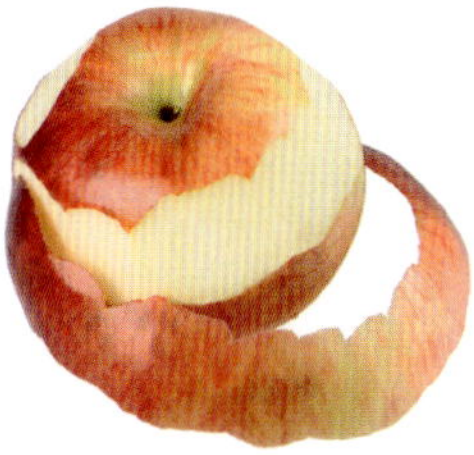

Äpfel waschen, teilen und das Kerngehäuse entfernen. In Stücke schneiden und in einem Topf mit etwas Wasser bei mittlerer Hitze weich dünsten.

Wenn die Äpfel weich sind, abgießen und das Öl unterrühren. In ein Schüsselchen füllen, Meersalz und ggf. Zitronenöl untermengen.

Diese Körpermaske noch warm auf dem gesamten Körper auftragen. Augen, Mund und Intimbereich aussparen. Mit einem Waschlappen gleichmäßig verteilen und einmassieren. Danach mit lauwarmem Wasser abduschen.

Pektin, eine im Apfel vorkommende Zuckerart, ist ein natürliches Geliermittel. Es wirkt glättend und strafft die Haut. Meersalz wirkt wie ein Peeling und darüber hinaus leicht entzündungshemmend.

Das Öl pflegt und schützt die Haut, das Zitronenöl verleiht einen wundervollen Duft und wirkt zusätzlich stimmungsaufhellend.

Homemade

Thymianbalsam

200 ml Sesamöl
20 g Kakaobutter
100 g getrockneter Thymian

Sesamöl in einem Topf mit einem Drittel des Thymians verrühren. Das Öl langsam erhitzen. Es sollte gleichmäßig warm, aber nicht zu heiß sein. Thymian darin ziehen lassen und wieder abkühlen lassen. Dann ein weiteres Drittel Thymian zugeben, erneut erhitzen, Hitze wieder reduzieren und abkühlen lassen. Den Vorgang nochmals wiederholen.

Sobald das Öl wieder abgekühlt ist, die Masse durch ein Sieb filtern und das Öl in einem weiteren Topf auffangen. Das gefilterte Öl erneut erwärmen und unter Rühren die Kakaobutter hinzufügen. Danach in ein sauberes Schraubglas füllen und vollständig abkühlen lassen.

Thymian wirkt in der Erkältungszeit unterstützend. Der Balsam kann auf Brust und Rücken aufgetragen werden, oder du gibst 1 Teelöffel als Badezusatz dem Badewasser zu. Im Allgemeinen ist Thymian sehr gut verträglich und lässt sich auch gut bei Kindern anwenden.

Lippen-Peeling

2 TL brauner Zucker
½ TL Olivenöl oder Kokosöl
½ TL Honig
1 Msp. gemahlener Zimt
1 Msp. gemahlene Vanille

Alle Zutaten miteinander vermengen und in ein kleines verschließbares Gefäß füllen.

Nach Bedarf verwenden.

Olivenöl und Kokosöl wirken pflegend auf die Lippen, Honig und Zimt desinfizieren. Mit einer Prise Vanille verleiht man dem Peeling noch eine harmonisierende Wirkung.

GEDANKEN TANKEN

Leitgedanken & Affirmationen für den Herbst

- Das Leben beschenkt mich reichlich.
- Ich ernte, was ich säe.
- Ich bin gut versorgt und geborgen.
- Ich erkenne die Schönheit in allem.
- Leben ist Veränderung, Veränderung ist eine neue Chance.
- Alles, was mir nicht mehr dient, fällt von mir ab.
- Mein inneres Licht zeigt mir den Weg.
- Ich löse mich jetzt von jeglichem Schmerz, jeglicher Wut und jeglicher Angst.
- Ich bin dankbar für all das Gute, das jetzt schon in meinem Leben ist.
- Ich erkenne meinen inneren und äußeren Reichtum in Dankbarkeit.
- Alles was ich brauche, fließt mir im Überfluss zu.
- Ich begrüße den Wandel.
- Ich lasse los und bin frei.

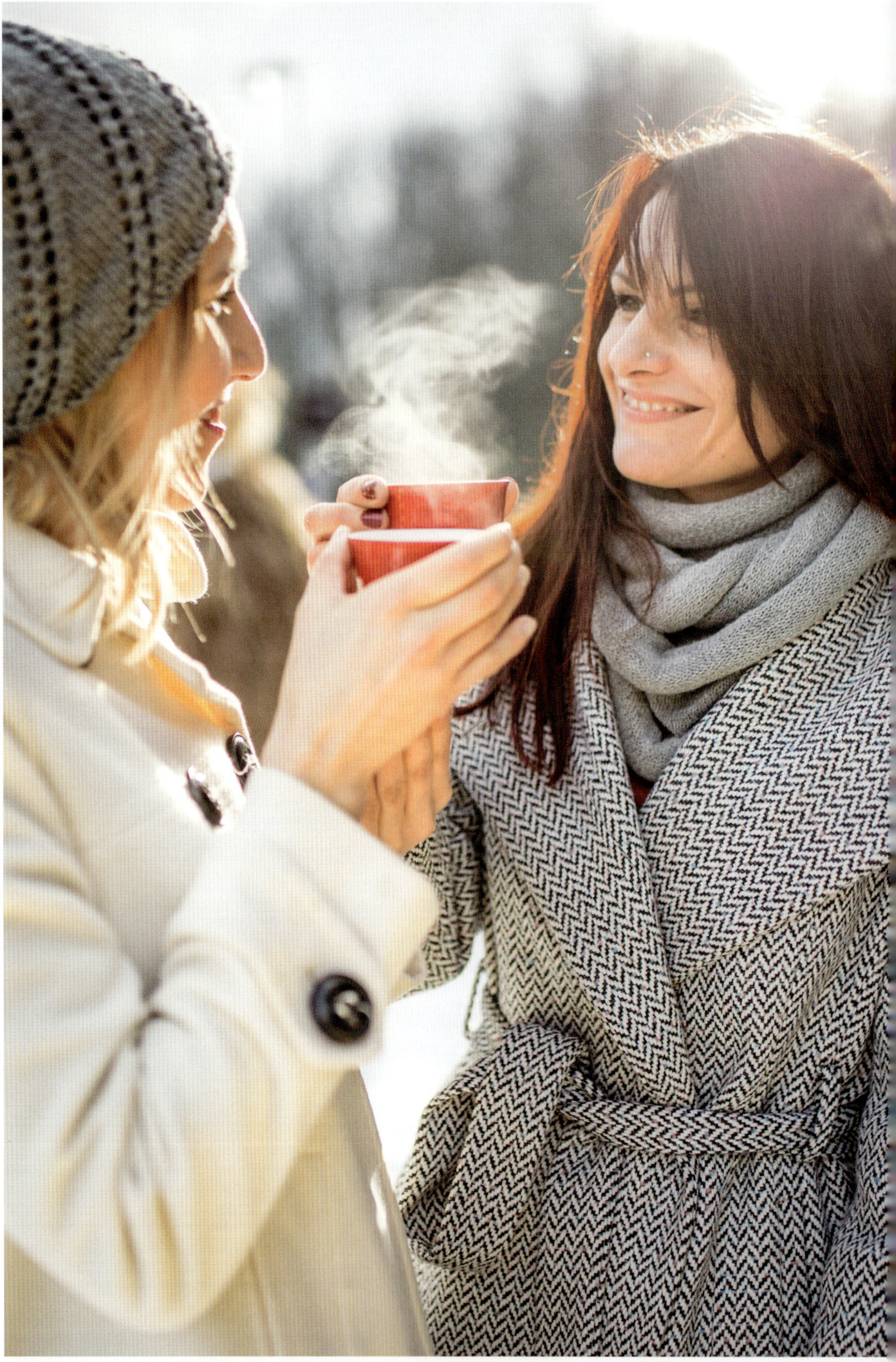

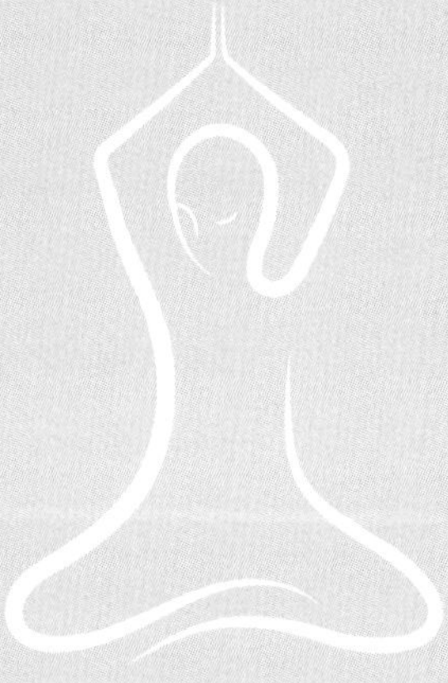

Winter

Es wächst viel Brot in der Winternacht,
weil unter dem Schnee frisch grünet die Saat;
erst wenn im Lenze die Sonne lacht,
spürst du, was Gutes der Winter tat.

Und deucht die Welt dir öd und leer,
und sind die Tage dir rauh und schwer:
Sei still und habe des Wandels acht –
es wächst viel Brot in der Winternacht.

Friedrich Wilhelm Weber

Bedeutung des Winters

Im Winter fusioniere ich mit meiner Ofenbank.

ERHARD HORST BELLERMANN

Astronomisch beginnt der Winter mit der Wintersonnenwende am 21. Dezember und endet mit der Frühlings-Tag- und Nachtgleiche am 21. März. Meteorologisch gesehen dauert der Winter vom 1. Dezember bis zum 28. Februar.

Wenn man die Natur betrachtet, stehen im Winter alle Zeichen auf Rückzug, Stille, Frieden, Besinnung, Entspannung und Regeneration. Tiere halten Winterschlaf, und auch die Pflanzen ziehen ihre Säfte in ihre Wurzeln zurück. Sie nähren ihr Fundament, um im Frühling wieder austreiben und erblühen zu können.

Es ist eine Zeit der Pause und der Leere: Das Alte ist mit dem Herbst vergangen, das Neue – der Frühling – noch nicht sichtbar. Diese Leere oder auch Pause ist aber essenziell, damit Neues überhaupt entstehen kann.

Leider haben wir Menschen den Bezug zur Natur ein wenig verloren, und so ist der Winter oft keine ruhige, sondern eher eine stressbehaftete Zeit für uns, besonders die Vorweihnachtszeit. Vielen Menschen schlägt der Winter auch mit seiner Dunkelheit und Kälte auf das Gemüt.

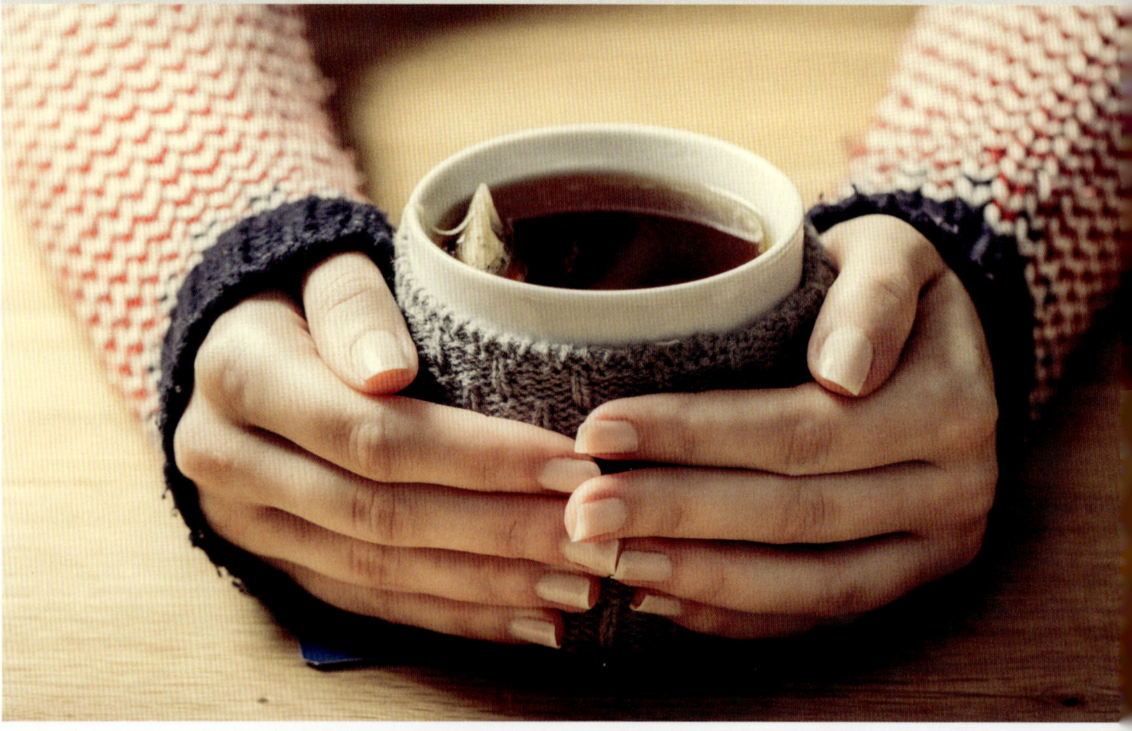

Dabei hat auch diese Jahreszeit ihren besonderen Zauber: Wenn es beispielsweise in dicken Flocken schneit, alles von glitzerndem Weiß bedeckt ist und es still wird draußen.

So kannst du den Winter auf allen Ebenen bestmöglich nutzen und genießen

Wenn wir die besondere Energie des Winters allerdings nutzen möchten, so sollten auch wir seiner Einladung folgen und unsere Aktivität von der Außenwelt mehr in unsere Innenwelt verlegen, uns ausrasten, uns nähren, still werden, genießen.

Es ist die optimale Jahreszeit, um

- Körper, Geist und Seele zur Ruhe zu bringen
- dir Abstand von Trubel und Hektik zu gönnen, mehr Pausen in deinen Alltag zu bringen und zu entschleunigen
- in die Stille zu gehen, zu meditieren
- eine Bestandsaufnahme zu dir selbst und deinem Leben zu machen
- deinen Geist klar auszurichten, dir bewusst darüber zu werden, was in deinem Inneren und im Außen deine Entfaltung stört und was sie fördert
- dich deinen „Wurzeln" und inneren Kraftquellen zuzuwenden
- dich selbst zu verwöhnen oder dich verwöhnen zu lassen
- dich bewusst mit Dingen zu beschäftigen, die dich nähren.

Auch dein Körper hat im Winter andere Bedürfnisse als in der wärmeren und lichtreichen Jahreszeit. Meist braucht er mehr Schlaf und energiereichere Kost, um der Kälte und der Grippewelle zu trotzen.

Es gilt nun

- gut auf deinen Körper zu hören
- ausreichend zu schlafen
- das Immunsystem durch viele Vitamine und Mineralstoffe aus Obst und Gemüse fit zu halten
- wann immer es möglich ist, etwas Sonne zu tanken
- wärmende Speisen zu sich zu nehmen (laut TCM sind das Gewürze wie Curry, Ingwer, Chili)
- weniger Kaffee (er hat laut TCM kühlende Wirkung) und mehr wärmenden Tee zu trinken
- den Kreislauf durch Saunabesuche oder Wechselduschen zu stärken.

Mindful Eating

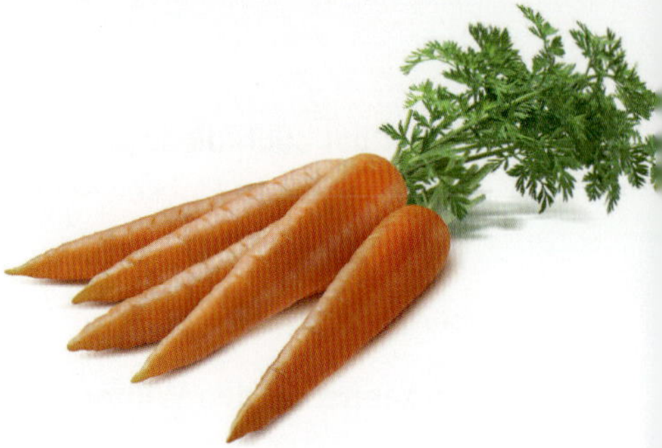

Saisonkalender

Dezember

Chinakohl
Feldsalat
Grünkohl
Kartoffel
Karotte
Kohlsorten
Kürbis
Lauch
Pastinake
Quitte
Schwarzwurzel
Sellerie

Januar und Februar

Chinakohl
Feldsalat
Grünkohl
Karotte
Kartoffel
Kürbis
Lauch
Pastinake
Rettich
Rosenkohl
Rote Bete
Rotkohl
Schwarzwurzel
Sellerie
Spitzkohl
Weißkohl
Wirsing

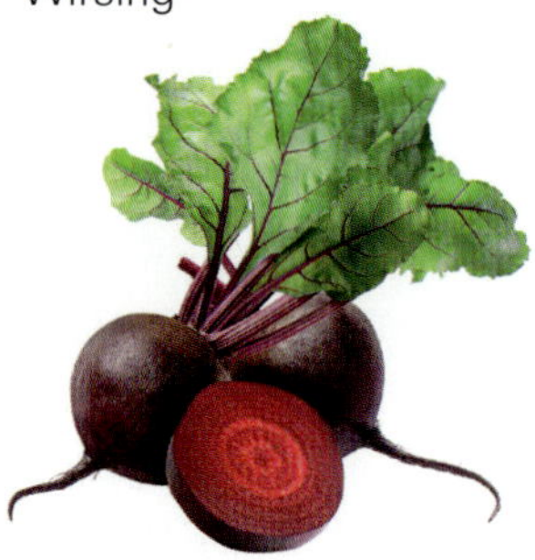

Lebensmittel und ihre Wirkung

Wir haben einige Lebensmittel, die im Winter verfügbar sind, genauer unter die Lupe genommen. Hier liest du, was sie alles können.

Apfel

„An apple a day keeps the doctor away" – dieser Spruch ist nicht neu, aber wahr. Äpfel sind reich an Vitaminen und Mineralstoffen und absolute Allrounder. Sie unterstützen unseren Körper auf vielen Ebenen, ob Darm, Herz-Kreislauf-System oder Nieren. Der Apfel wirkt auch wundervoll auf die Haut und verleiht einen gesunden, strahlenden Teint. Wie du deiner Haut mit einem Apfel etwas Gutes tun kannst, liest du auf Seite XX.

Blaukraut (Rotkohl)

Wie der Brokkoli enthält auch das Blaukraut reichlich Kalium, welches unsere Herzgesundheit unterstützt. Die Farbe verrät gleich, dass Blaukraut auch auf das Blut wirkt. Der Eisengehalt ist nicht zu unterschätzen. Blaukraut ist daher ein ideales Gemüse für die Zeit während der Menstruation.

Gewürznelke

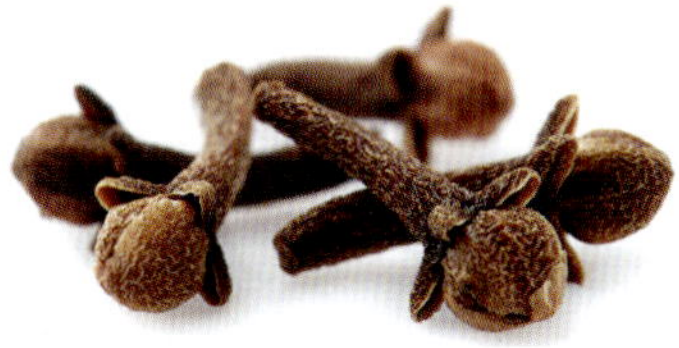

Bei Zahnschmerzen auf eine Nelke zu beißen, ist ein bekanntes Hausmittel. Der Grund: Das enthaltene ätherische Öl wirkt antiseptisch und entzündungshemmend. Es lindert Schmerzen, und fein dosiert bringt es auch eine besondere Note in die Küche.

Karotte

Egal, ob Frühjahrsmüdigkeit oder leichte Abgeschlagenheit, Karotten sind die idealen Wachmacher. Sie sind reich an Vitamin A, einem fettlöslichen Vitamin. Das bedeutet, dass Karottensaft oder Karottengemüse immer mit etwas Olivenöl oder Butter zubereitet werden sollen, da erst das Fett die Vitamine aus der Karotte löst.

Maronen

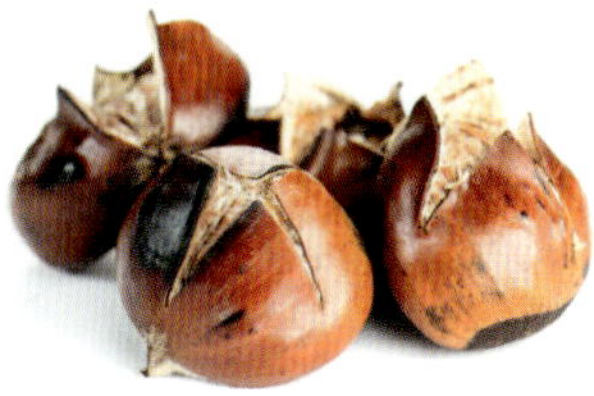

Esskastanien oder Maronen sind reich an B-Vitaminen, die besonders gut auf unsere Nerven und auf die Stimmungslage wirken. Die enthaltenen Aminosäuren fördern unseren Schlaf und wirken entspannend. Gerade für Kinder sind Maronen sehr gesund.

Wirsing

Seine grüne Farbe verrät schon, dass der Wirsing reich an Chlorophyll ist. Die enthaltenen Öle und Nährstoffe wirken schmerzlindernd, und es wird ihm nachgesagt, Giftstoffe aus den Körper zu „ziehen". Um Wirsing verträglicher zu machen, kann man beim Kochen Kräuter wie Fenchel, Kümmel oder Anis zugeben.

Im Winter gibt es nur wenige Sorten, die im Freiland wachsen. Die meisten Gemüse- bzw. Obstsorten sind Lagerware.

Ernährungs-Info: Mindful Eating im Überblick

NIMM DIR ZEIT

SIEH DIR AN, WAS DU ISST

SPÜRE, WAS DIR GUT TUT!

achtsam

STRESS ↓

SCHMECKE

mmmmh

SEI DANKBAR FÜR DEINE NAHRUNGSMITTEL

KAUE UND UNTERSTÜTZE DEINE VERDAUUNG SCHON IM MUND

essen

GENIESSE

ESSEN MIT ALLEN
SINNEN

HANDY
UND TV
AUS

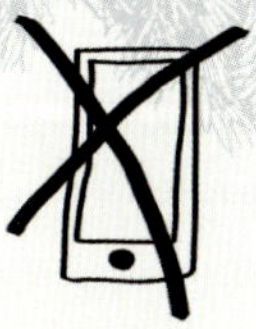

VERSUCHE,
EINMAL MIT DER ANDEREN
HAND ZU ESSEN,
UM BEWUSST LANGSAMER ZU SEIN

VERSUCHE
EINMAL, EINEN BISSEN MIT
GESCHLOSSENEN AUGEN
ZU ESSEN, UM DEINEN
GESCHMACKSSINN
NOCH MEHR ZU AKTIVIEREN

POSITIVE
GESPRÄCHE WÄHREND
DEM ESSEN

SETZ
DICH
HIN

MAHLZEIT!

Blautkrautsuppe mit Knusperbrotwürfeln Für 4 Personen | 40 Minuten

1 kleiner Kopf Rotkohl
1 mittelgroße Kartoffel
1 rote Zwiebel
1 EL Kokosöl
1 EL Essig
Saft von 3 Orangen
800 ml Wasser
½ TL Zimt
Suppenwürze
Salz, Pfeffer
4 Scheiben Schwarzbrot
frische Petersilie nach Belieben

Rotkohl in der Mitte teilen und den Strunk entfernen. Den Rest in feine Streifen schneiden und in einem Sieb gut abspülen. Kartoffel schälen und in Scheiben schneiden. Zwiebel fein hacken.

In einem Topf Kokosöl zerlassen. Zwiebel, Kartoffel und Rotkohl darin andünsten. Mit Essig, Orangensaft und ca. 400 ml Wasser ablöschen. Zugedeckt auf kleiner Flamme so lange kochen, bis Kartoffel und Kohl weich sind. Dann mit Suppenwürze, Pfeffer und Zimt würzen und mit einem Mixer fein pürieren.

Die Mischung zurück in den Topf geben und mit dem übrigen Wasser auf die gewünschte Konsistenz verdünnen. Nochmals nachwürzen und weitere 5 Minuten köcheln lassen.

In der Zwischenzeit das Brot würfeln und in einer Pfanne mit etwas Butter anrösten.

Nun die Suppe auf die Teller verteilen und mit den Brotwürfeln und etwas frischer Petersilie servieren.

Winter-Bruschetta mit Wurzelgemüse

Für 2 Personen | 30 Minuten

ca. 400 g Gemüse, z. B.
- 1 gelbe Karotte
- 1 Pastinake
- ½ Sellerieknolle
- ½ kleiner Kopf Chinakohl
- 1 Zwiebel
- 1 Knoblauchzehe
- etwas Olivenöl
- Salz, Pfeffer
- 1 TL Honig
- 1 EL Balsamico
- 6 Scheiben Schwarzbrot
- Balsamicoreduktion nach Belieben

Karotte, Pastinake und Sellerie schälen und in kleine Würfel schneiden. Zwiebel und Knoblauch schälen und fein hacken.

In einer Pfanne etwas Olivenöl erhitzen und die Gemüsewürfel, Zwiebel und Knoblauch darin andünsten. Mit Salz, Pfeffer und Honig würzen und mit Balsamicoessig ablöschen. Bei kleiner Flamme mit geschlossenem Deckel ca. 10 Minuten dünsten.

In der Zwischenzeit 6 Scheiben Brot vorbereiten und mit etwas Olivenöl beträufeln. Chinakohl sehr fein hacken und für die letzten 2 Minuten in die Pfanne zugeben.

Die Gemüsemischung auf den Broten verteilen und nochmals mit Salz und Pfeffer nachwürzen. Mit Balsamicoreduktion garnieren und gleich servieren.

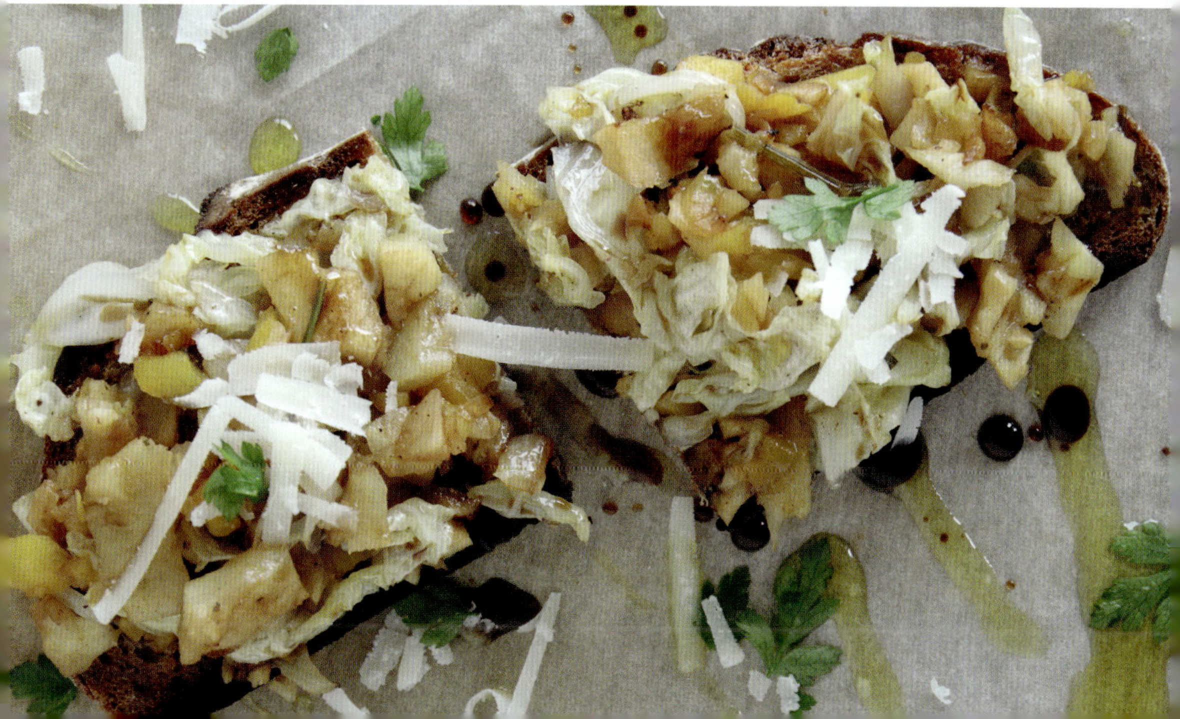

Kartoffelknödel mit Maronenhaschee

Für 4 Personen | 45 Minuten

500 g mehlige Kartoffeln
20 g Butter
100 g Mehl
30 g Grieß
1 Ei

Für das Maronenhaschee
1 Schalotte
½ Bund Petersilie
1 kleine Knoblauchzehe
200 g Maronen, gegart
1 TL Majoran
1 TL Thymian
1 EL Sojasauce
2 EL Olivenöl
1 Prise Muskatnuss
Salz, Pfeffer

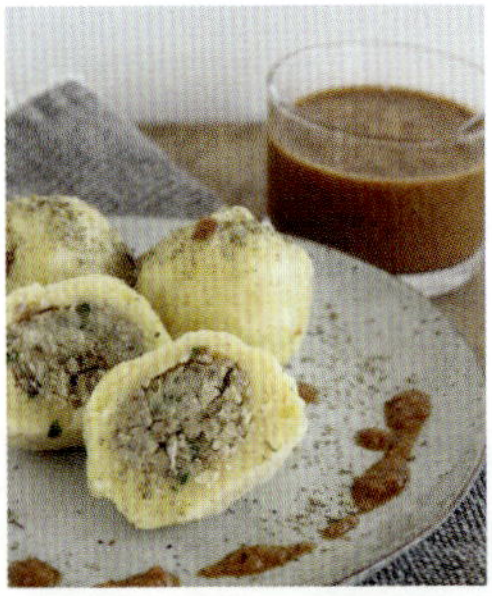

Für die Knödelmasse Kartoffeln kochen, schälen und durch eine Kartoffelpresse drücken. Alle weiteren Zutaten hinzufügen und alles zu einem Teig verarbeiten. Den Kartoffelteig zu einer Rolle formen und ca. 3 cm dicke Scheiben abschneiden.

Für das Maronenhaschee Schalotte fein hacken und in einem Sieb mit heißem Wasser abspülen. Knoblauch und Petersilie fein hacken. Die Maronen ebenfalls klein hacken. Alles in einer Schüssel mit den Gewürzen abschmecken. Wer eine Küchenmaschine hat, kann alle Zutaten vermischen und in der Küchenmaschine fein hacken.

Für die Knödel je eine Kartoffelteigscheibe ein wenig flachdrücken, 1 Teelöffel der Füllung zu einer Kugel formen, in die Mitte der Teigscheibe setzen und aus dem Teig einen Knödel formen. Die fertigen Knödel auf eine bemehlte Fläche legen.

Wasser mit reichlich Salz in einem Topf zum Kochen bringen und die Knödel im wallenden Wasser etwa 10 Minuten bzw. so lange kochen, bis sie aufsteigen.

Tipp: Als Beilage eignen sich Sauerkraut, Blaukraut, vegetarische Bratensauce oder Salat.

Vegetarische Bratensauce (inspiriert von Nicole Just)

Für die Bratensauce 150 g Wurzelgemüse in feine Würfel schneiden, in etwas Olivenöl anbraten, mit 1 EL Mehl stäuben und nochmals anbraten.

Mit 2 EL Tomatenmark, 2 EL Sojasauce, Salz und Pfeffer ablöschen. 200 ml Rotwein und 250 ml Wasser hinzufügen und das Gemüse ca. 10 Minuten köcheln lassen.

1 EL getrockneten Thymian, 1 EL getrockneten Majoran und ½ TL getrockneten Rosmarin dazugeben und alles zusammen nochmals 5 Minuten garen. Danach alles fein pürieren.

Die Sauce passt auch gut zu Spätzle, Nudeln oder ganz einfach zu gekochten Kartoffeln.

Cremige Wirsingnudeln Für 2 Personen | 25 Minuten

250 g Nudeln (z. B. Penne, Fusilli)
300 g Wirsing
1 rote Zwiebel
2 Knoblauchzehen
Olivenöl
200 ml Gemüsebrühe
100 g Walnüsse
1 Pkg. Hafer-Cuisine (pflanzliche Sahne)
Salz, Pfeffer
1 Prise Muskat
½ TL gemahlener Kümmel

Nudeln nach Packungsanleitung garen.

Wirsing in dünne Streifen schneiden, in einem Sieb gut abspülen und abtropfen lassen. Zwiebel und Knoblauch schälen und fein hacken.

In einer Pfanne Olivenöl erhitzen. Zwiebel und Knoblauch darin andünsten. Wirsing zufügen und ca. 5 Minuten dünsten. Mit Gemüsebrühe ablöschen und ohne Deckel ca. 5–8 Minuten weiter köcheln lassen.

Inzwischen Walnüsse grob hacken und beiseite stellen.

Die Hitze reduzieren, sodass die Mischung nicht mehr aufkocht, und Hafer-Cuisine einrühren. Mit den Gewürzen abschmecken. Die fertigen Nudeln unter die Sauce rühren und mit den Walnüssen bestreuen.

Variante: Du kannst auch normale Sahne oder Mascarpone verwenden.

Kürbis-Cheesecake Für ca. 12 Stück | 1 ½ Stunden

1 Springform (20 cm Durchmesser)
Für den Teigboden:
50 g Butter (oder Margarine)
100 g Spekulatius
50 g Zwieback

Für die Füllung
200 g Naturtofu (weich)
400 g Seidentofu
200 g Butternuss-Kürbis, weich gegart
3 ½ EL Maisstärke
120 g Zucker (oder eine Mischung aus Maissirup und Rohrzucker)
1 TL Zimt (mehr nach Belieben)
½ TL gemahlene Vanille
1 Zitrone (Schale und Saft)

Außerdem
Puderzucker
Preiselbeerkompott

Backofen auf 150 °C (Umluft) vorheizen. Tortenform mit Backpapier auslegen.

Für den Teigboden Butter zerlassen und die Kekse in der Küchenmaschine zerkleinern. Wer keine Küchenmaschine hat, kann die Kekse in einen Gefrierbeutel füllen und mit dem Nudelholz zerkleinern.

Kekskrümel und zerlassene Butter verrühren und in die mit Backpapier ausgelegte Tortenform füllen. Gut festdrücken.

Die Form nun ca. 20 Minuten tiefkühlen.

Inzwischen für die Füllung alle Zutaten im Mixer, in der Küchenmaschine oder mit dem Pürierstab zu einer cremigen Masse vermixen. Die fein gemixte Creme nochmals abschmecken.

Die Tortenform aus dem Tiefkühler nehmen und die Kürbis-„Cheesecake"-Masse darauf verteilen.

Ca. 60 Minuten bei 150 °C backen. Herausnehmen, vollständig auskühlen lassen und nach Belieben mit Preiselbeerkompott servieren.

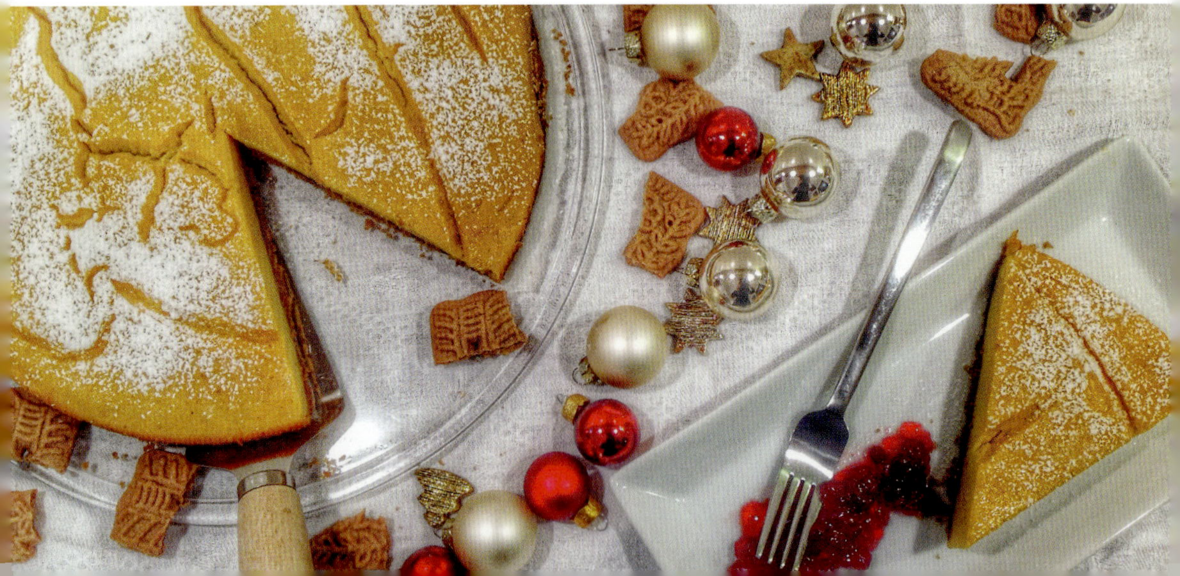

Pofesen Für 2–3 Personen | 25 Minuten

6 Scheiben Toastbrot
5 EL Pflaumenkonfitüre (oder Konfitüre nach Wahl)
3 Eier
1 Prise Salz
1 TL Zimt
½ TL Kakaopulver
Bio-Butterschmalz oder Kokosöl zum Ausbacken
Joghurt oder frisches Obst nach Belieben

Die Toastbrotscheiben auf ein Brett legen und mit Konfitüre bestreichen. Je 2 Scheiben mit der bestrichenen Seite aufeinanderlegen und diagonal durchschneiden.

In einer Pfanne Butterschmalz oder Öl zerlassen. In einem großen, tiefen Teller Ei mit Salz, Zimt und Kakaopulver verrühren. Toastbrotecken reichlich darin wenden.

Die Ecken im heißen Öl von allen Seiten ausbacken.

Mit frischem Obst, Joghurt oder einfach pur servieren.

Früchtepunsch alkoholfrei

Für 5–6 Personen | 20 Minuten

- 1 ½ l (4 Teebeutel) Blutorangentee
- 1 l roter Traubensaft
- Saft von 1 ½ kg Orangen
- 2 Zimtstangen
- 2 Stk. Sternanis
- 3 Nelken
- ½ TL gemahlener Kardamom
- 1 cm frischer Ingwer
- Gewürzpyramide für Fruchtiges (optional, z. B. Sonnentor)
- 1–2 EL Honig oder Agavendicksaft

Für die Teebasis Wasser in einem Topf zum Kochen bringen, die Herdplatte ausschalten und die Teebeutel in den Topf legen. Mit einem Deckel verschließen und ca. 10 Minuten ziehen lassen, dann die Teebeutel entfernen.

Nun die übrigen Zutaten hinzufügen. Alles auf kleiner Flamme ca. 20 Minuten köcheln lassen. Nochmals abschmecken und anschließend servieren.

Tipp: Wer den Punsch gerne mit „Schuss" mag, fügt seiner Portion etwas hochwertigen Rum hinzu.

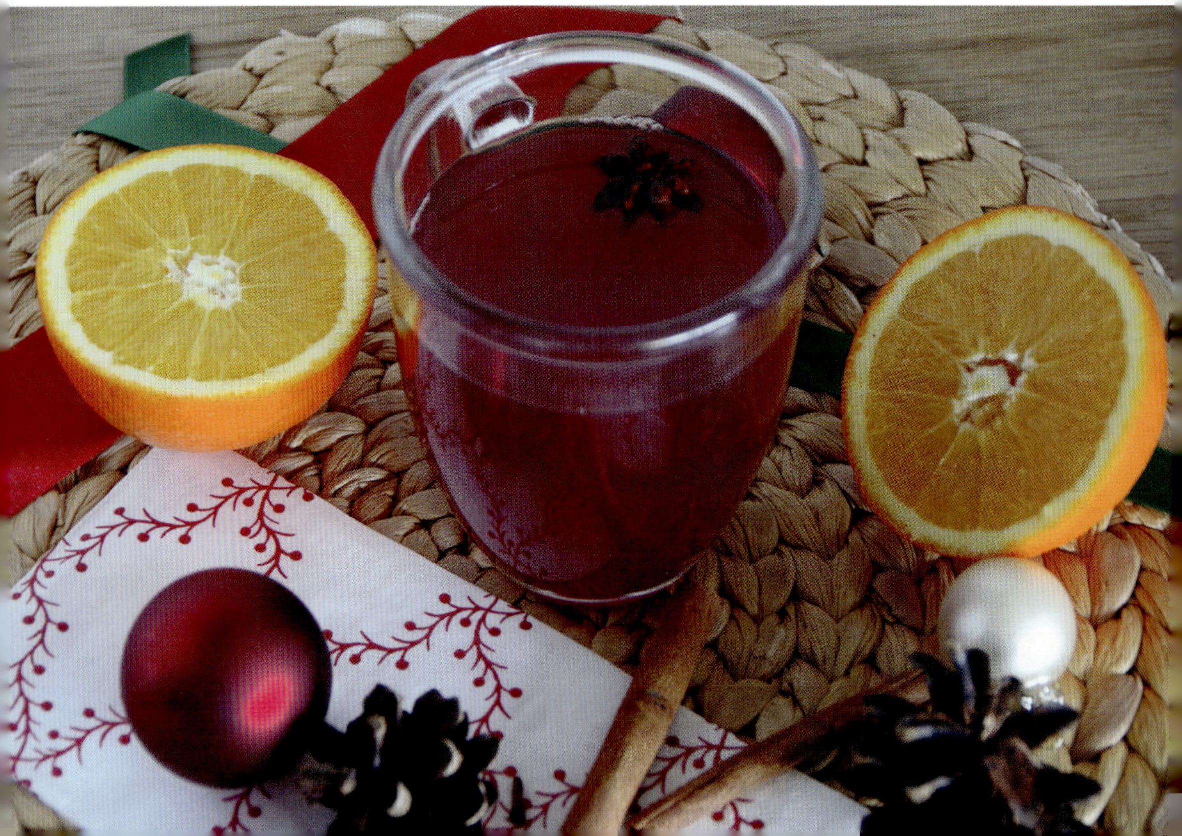

Bunter Krautsalat Für ca. 10 Gläser | 1 Stunde (min. 1 Tag stehen lassen)

- 1 Kopf Weißkraut
- 3 Paprikaschoten (rot und gelb)
- 2 Stangen Porree
- 3 Karotten
- 120 g Salz
- 300 ml Weinessig
- 1 Pkg. Einmachgewürz
- 3 EL Zucker
- 200 ml Apfelsaft
- 500 ml Wasser

Das Gemüse in feine Streifen schneiden oder in der Küchenmaschine zerkleinern. In ein großes, verschließbares Gefäß füllen, reichlich einsalzen und gut durchmischen. Den Deckel verschließen und das eingesalzene Gemüse über Nacht oder über mehrere Stunden hinweg ziehen lassen.

Am nächsten Tag das Kraut gut ausdrücken und die Flüssigkeit abgießen. Das Kraut in saubere Schraubgläser umfüllen.

In einem großen Kochtopf Essig, Einmachgewürz und Zucker aufkochen. Das Gemüse in den Schraubgläsern mit der heißen Flüssigkeit aufgießen, sofort verschließen und auf den Kopf stellen.

Den Krautsalat noch einige Tage durchziehen lassen und dann genießen.

Birnen-Schoko-Konfitüre Für ca. 5–8 Portionen | 30 Minuten

- 1 kg Birnen
- 1 Pkg. Gelierzucker (3:1)
- 1 TL Kakaopulver
- 1 TL gemahlene Vanille
- 50 g Schokolade, gehackt (70 % Kakao)
- 3 EL Zitronensaft

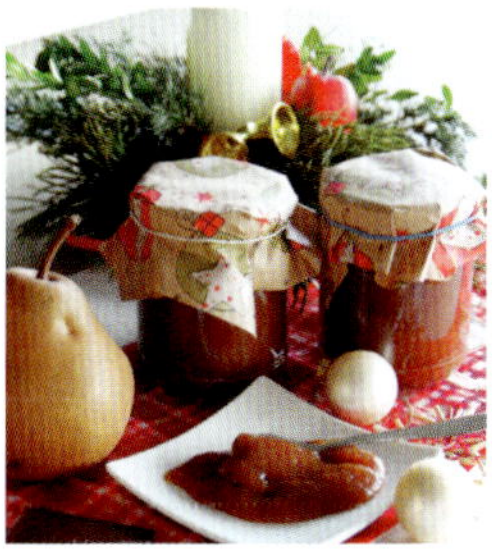

Birnen schälen, entkernen, in kleine Stücke schneiden und in einem Topf mit ca. 100 ml Wasser weich dünsten. Gelierzucker zugeben und umrühren. Nochmals aufkochen lassen und danach mit einem Stabmixer pürieren.

Unter die pürierte Masse Kakao und gehackte Schokolade rühren. Gut unterheben und die Konfitüre in saubere Schraubgläser füllen. Abkühlen lassen, dann verschließen.

Tipp: Die Gläser können nun nach Lust und Laune verziert werden. Mit einem quadratischen Stück Stoff über dem Deckel, eingewickelt in Papier oder mit Stickern gestaltet ergeben sie ein hübsches Geschenk.

Body & Mind

Achtsamkeit im Winter

Am Grunde des Herzens eines jeden Winters liegt ein Frühlingsahnen.

KHALIL GIBRAN

So wie jede Jahreszeit ihre besondere Qualität hat, von der wir profitieren können, kann auch der Winter ein guter Lehrer für uns sein. Er lässt es still werden in der Natur um uns herum. Er deckt sie zu, sodass sie sich ausruhen, innerlich nähren und sammeln kann, bevor sie im Frühling wieder ungestüm nach außen drängt.

So bist auch du eingeladen, eine Pause zu machen. Dich, deinen Körper und deine Bedürfnisse wieder vermehrt zu spüren. Dich weniger im Außen zu verlieren – im Alltag, in deiner Arbeit, deinen Beziehungen oder auch in Problemen anderer –, sondern dich dir selbst zuzuwenden. Dem, was du brauchst, um dich wohlzufühlen, und dem, was dir guttut. Dem, was deiner Seele schmeichelt, dein Herz wärmt und deinen Körper nährt. Dem, was dich zufrieden und in Frieden sein lässt, selbst wenn draußen sprichwörtlich der eisige Schneesturm tobt. Dem, was dir Geborgenheit und inneren Halt gibt – gerade in einer Zeit, in welcher der weit verbreitete Stress uns unsere Wurzeln immer weniger spüren lässt.

Du denkst nun vielleicht: Das hört sich einfacher an, als es ist. Doch wo ein Wille, da ein Weg! Und: Jeder noch so kleine Schritt zu dir ist ein Schritt in die richtige Richtung. Du könntest zum Beispiel mehrere kurze und bewusste Pausen in deinen Alltag integrieren, um zwischendurch auftanken zu können.

Schließlich gilt: Je achtsamer du mit dir und deiner Energie umgehst, je besser du also für dich sorgst und dich um dich kümmerst, desto ausgeglichener, glücklicher und gesünder bist du und desto mehr profitiert auch dein Umfeld von dir. Du kannst ja nur gut für andere da sein, wenn es dir selbst gut geht. Du bist in allem effektiver und erfolgreicher, wenn du ausgeglichen, zufrieden und entspannt bist.

Und genau dabei kann dir der Winter helfen, wenn du seiner Einladung folgst.

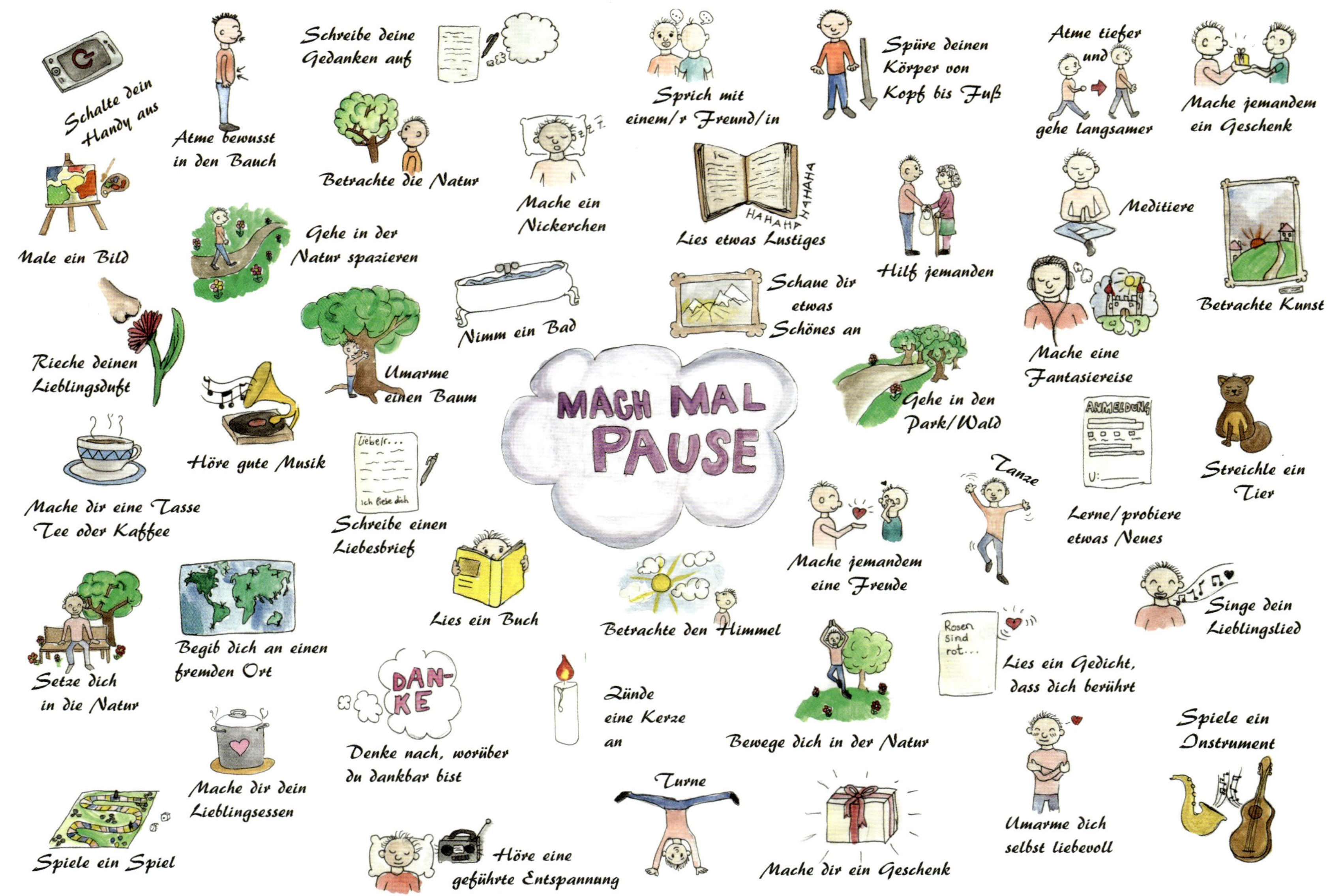
MACH MAL PAUSE
Schalte dein Handy aus
Atme bewusst in den Bauch
Schreibe deine Gedanken auf
Sprich mit einem/r Freund/in
Spüre deinen Körper von Kopf bis Fuß
Atme tiefer und gehe langsamer
Mache jemandem ein Geschenk
Male ein Bild
Betrachte die Natur
Mache ein Nickerchen
Lies etwas Lustiges
HAHAHA
HAHAHA
Hilf jemanden
Meditiere
Betrachte Kunst
Gehe in der Natur spazieren
Nimm ein Bad
Schaue dir etwas Schönes an
Mache eine Fantasiereise
Rieche deinen Lieblingsduft
Umarme einen Baum
Gehe in den Park/Wald
Höre gute Musik
Liebe/r ...
Ich liebe dich
ANMELDUNG
U:
Streichle ein Tier
Mache dir eine Tasse Tee oder Kaffee
Schreibe einen Liebesbrief
Tanze
Lerne/probiere etwas Neues
Mache jemandem eine Freude
Lies ein Buch
Betrachte den Himmel
Singe dein Lieblingslied
Setze dich in die Natur
Begib dich an einen fremden Ort
Rosen sind rot...
Lies ein Gedicht, dass dich berührt
DAN-KE
Zünde eine Kerze an
Bewege dich in der Natur
Spiele ein Instrument
Denke nach, worüber du dankbar bist
Mache dir dein Lieblingsessen
Turne
Umarme dich selbst liebevoll
Spiele ein Spiel
Höre eine geführte Entspannung
Mache dir ein Geschenk

Achtsamkeitsübungen für den Winter

Wenn du es eilig hast, gehe langsam.

JAPANISCHE WEISHEIT

Entschleunigen

Bei dieser Übung geht es darum, auf die „Bremse" zu steigen.

Je schneller du mit deinem Auto durch die Gegend rast, desto weniger wirst du sie wahrnehmen und genießen können. So ist es auch mit deinem Leben: Es hält so viele schöne Dinge für dich bereit, die du oft nicht erkennen und genießen kannst, wenn du durch dein Leben hastest. Da hilft es, öfter bewusst langsamer zu werden, um wahrzunehmen, was jetzt da ist.

So geht's:

- Nimm dir etwa 10 Minuten Zeit, um „herunterzukommen". Du kannst dir auch einen Timer stellen.
- Fahre fort mit dem, was du tust, nur viel langsamer und achtsamer. Wenn du dich bewegst, verlangsame deine Bewegungen. Wenn du gehst, gehe langsamer als üblich und spüre dabei die Bewegungen deines Körpers. Mache dir bewusst, wie viele Sehnen und Muskeln zusammenarbeiten, damit du deine Schritte tun kannst. Egal, was du gerade machst, mach es langsamer und bewusster.

Was hat diese Übung in dir bewirkt?
Hast du dich dabei wohl oder unwohl gefühlt?
Welche Gedanken gingen dir durch den Kopf?
„Darfst" du überhaupt langsamer sein, oder „musst" du schnell sein? (Falls du da so einen kleinen „Antreiber" in dir hast, der dich durch dein Leben peitschen will, mach ihn dir bewusst und schick ihn auf Pause!)

In die Stille gehen

So geht's:

- Nimm dir etwas Zeit für dich und begib dich an einen ruhigen, gemütlichen Ort, an dem du ungestört bist. Stelle dir, wenn du magst, einen Timer auf 5–10 Minuten.
- Atme zu Beginn ein paar Mal tief ein und aus, genieße bewusst das köstliche Geschenk des Atems und entspanne dabei deinen Körper.
- Schließe deine Augen.
- Achte nun einmal bewusst auf all die unterschiedlichen Geräusche und Töne, die an dein Ohr dringen. Du wirst staunen, was da alles zu hören ist, ohne dass du es im Alltag wahrnimmst.
- Hörst du deinen Atem? Höre ihm ein paar Augenblick zu.
- Frage dich: „Wo ist jetzt Stille in mir?"
- Wenn Gedanken auftauchen, lasse sie ziehen und kehre zurück zu der Frage: „Wo ist jetzt Stille in mir?"

Selbstcoaching-Übung

Energiewaage

Der Tag, an dem man einen Entschluss fasst, ist ein Glückstag.

VOLKSWEISHEIT

Nimm dir die Zeit für eine Inventur in Sachen (Lebens-)Energie.

Diese Übung dient dazu, mehr Klarheit darüber zu gewinnen, wo du eventuell unnötig Energie verlierst, und hilft dir dabei, deine „Energietankstellen" besser zu nutzen und deine Prioritäten zugunsten von Ausgeglichenheit und Lebensfreude zu verschieben. Du wirst staunen, was du dabei „ent-deckst", also sichtbar machst.

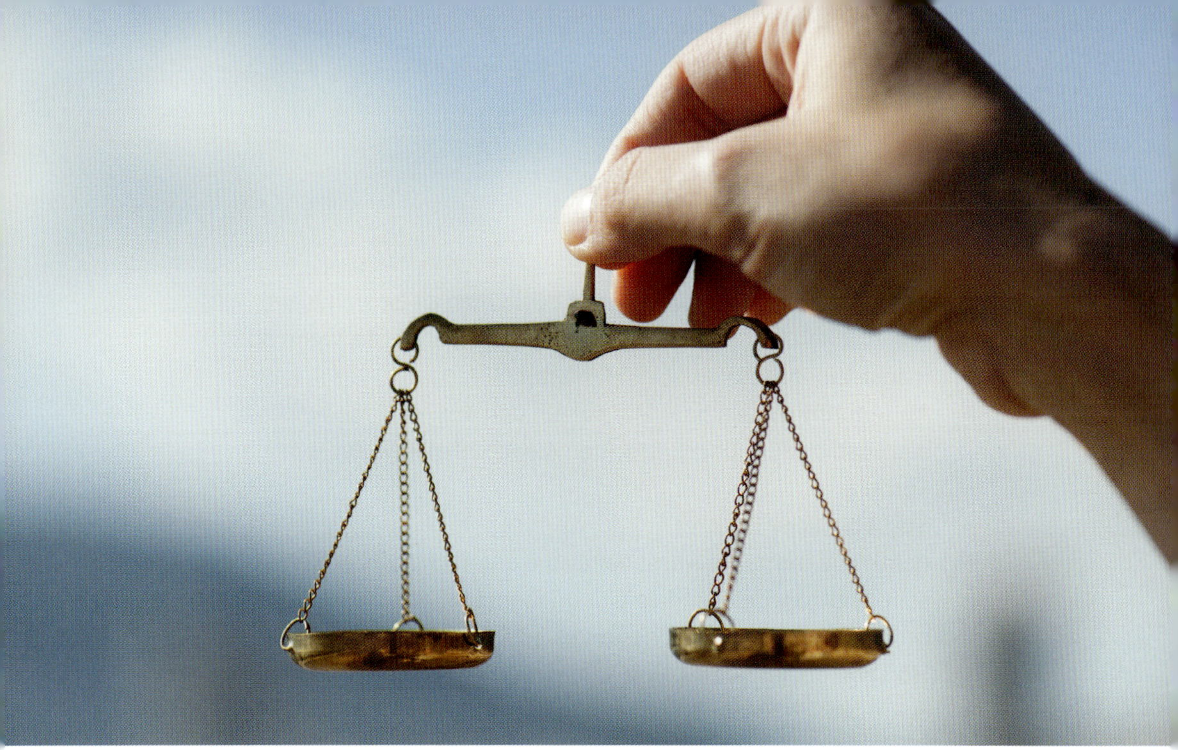

Du brauchst:

- mindestens 15 Minuten Zeit
- ein Blatt Papier (A4)
- Stifte

So geht's:

- Verwende das Blatt im Querformat. Falte es senkrecht in der Mitte oder teile es durch einen Strich.
- Betitle die eine Spalte mit „Energiefresser" und die andere mit „Energiebringer".
- Unterteile die Spalte „Energiefresser" in zwei weitere Spalten: „Eigene" und „Fremde". Stell dir die Frage: Wer oder was nimmt mir Energie?
- Unterteile die Spalte „Energiebringer" auf die gleiche Weise. Stell dir die Frage: Wer oder was gibt mir Energie?
- Gehe deinen Alltag in Gedanken durch und notiere nun in jeder Spalte, was dir dazu einfällt.

Hier ein paar Beispiele:

Eigene Energiefresser:

- schlechte Gedanken über mich, etwa „das kann ich nicht", „ich bin zu dick, zu dünn, zu faul, zu unwichtig"
- schädigende Gewohnheiten, etwa „ja" sagen, wenn ich „nein" meine, oder den Lebensstil betreffend
- Sorgen
- Ängste, Zweifel usw.

Fremde Energiefresser:

- unangenehme Situationen
- Orte bzw. Plätze
- andere Menschen
- Medien, Fernsehen usw.

- Wenn du alle Spalten ausgefüllt hast: Was fällt dir auf? Wie steht es mit deiner Balance? Was sind die stärksten Energiefresser bzw. Energiebringer für dich? Was kannst du verändern oder verbessern? Was möchtest du in Zukunft eher lassen und was möchtest du verstärken?

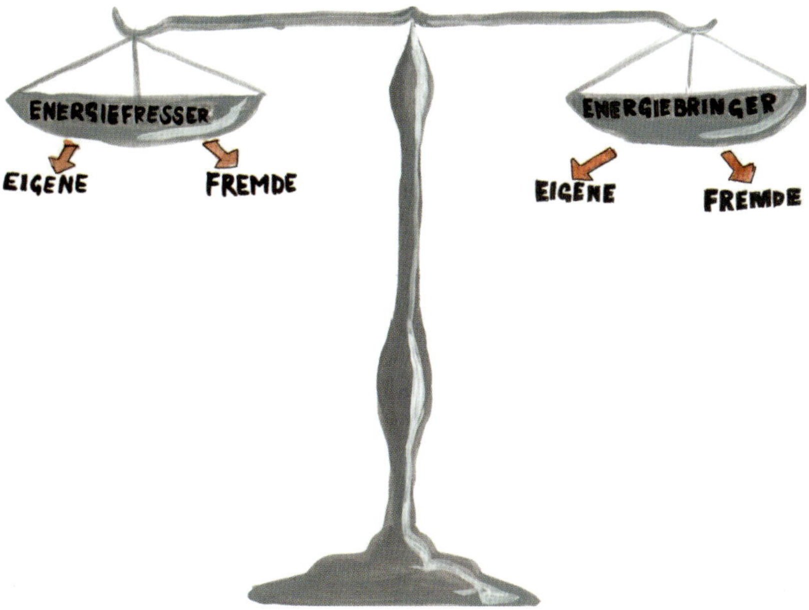

Entspannung und Meditation

Ich bin nicht das, was mir passiert ist. Ich bin das, was ich entscheide zu werden.

C.G. JUNG

Gönne dir 10 bis 20 Minuten Zeit für dich und mache es dir an einem ruhigen und ungestörten Ort bequem.

Nimm ein paar tiefe Atemzüge und signalisiere so deinem Körper und deiner Psyche den Beginn einer Entspannung. Fokussiere nun weiter auf deinen Atem: Atme ein paar Mal bequem ein und verfolge den Fluss deines Atems in deinem Körper. Spüre, wie er durch die Nase einströmt, durch Rachen und Hals in die Lunge fließt, wie sich Brustkorb und Bauchdecke dabei heben. Fühle, wie beim Ausatmen alles Verbrauchte deinen Körper verlässt, wie sich Brust und Bauch wieder senken und leer werden.

Begib dich gedanklich an einen Ort, an dem du dich vollkommen geborgen, wohl und sicher fühlst. Es kann ein Ort sein, der tatsächlich existiert, oder ein Fantasieort. Lass uns diesen Ort deinen „Wohlfühlort" nennen. Tauche ganz ein in deinen Wohlfühlort und betrachte ihn.

Wo bist du? Gibt es besondere Einzelheiten dort? Wenn du etwas verändern möchtest, genügt ein Gedanke.

Mach es dir nun ganz kuschelig und bequem an deinem Wohlfühlort. Erinnere dich, dass du aus einem bestimmten Grund hierhergekommen bist: Du möchtest neue Kraft tanken. Und schon siehst du es: ein wunderschönes, strahlendes Licht direkt über dir.

Dieses Licht leuchtet nur für dich und strahlt reine Liebe und Kraft für dich aus. Welche Farbe hat dieses Licht?

Lasse dieses Licht über deinen ganzen Körper, dein ganzes Sein scheinen. Bade in dem wohltuenden, liebevollen, kraftspendenden Licht und genieße, wie es dich umschmeichelt. Lass dieses Licht um deinen ganzen Körper fließen. Aller Stress, alle Belastungen, alle negativen Emotionen steigen wie dunkler Rauch auf und lösen sich in dem Licht auf.

Lasse dieses Licht nun auch deinen ganzen Körper erfüllen. Atme es in jede Zelle. Es fließt in jede Zelle, versorgt sie mit frischer Lebensenergie, Vitalität und neuer

Kraft. Und dein Körper nimmt dies dankbar an und beginnt aus sich heraus zu leuchten und zu strahlen.

Genieße dies, so lange du möchtest, und kehre dann entspannt, erfüllt und gestärkt mit einem tiefen Atemzug wieder in das Hier und Jetzt zurück.

Winterritual

Selbst ein Weg von tausend Meilen beginnt mit dem ersten Schritt.

ASIATISCHES SPRICHWORT

Dein Manifest für das neue Jahr

Auf unserem Lebensweg fordert vieles unsere Aufmerksamkeit. Es geschieht daher leicht, dass wir uns selbst „verlieren" und von äußerlichen Dingen abgelenkt werden. Nur zu oft investieren wir die eigene Energie (schlecht) in unwichtige oder sogar selbstschädigende Dinge oder Gewohnheiten.

Thabo-Manifest

Alles hat seine Zeit. Achte deine innere Uhr und deinen Rhythmus.
DEINE GEDANKEN UND TATEN FORMEN DEINEN ALLTAG UND DEIN LEBEN. SAMMLE GUTE GEFÜHLE, INSBESONDERE BEZOGEN AUF DIE KLEINEN FREUDEN DES ALLTAGS.
Das Leben hat Erstaunliches zu bieten. Sei neugierig und offen für Neues.
Freude beim Essen ist gesund. Genieße deine Mahlzeiten.
LACHE OFT UND HERZLICH. ES IST ANSTECKEND, GESUND UND STÄRKT DEINE BEZIEHUNGEN ZU ANDEREN.
SEI ACHTSAM MIT DIR UND ANDEREN. AUCH BOTSCHAFTEN OHNE SPRACHE KÖNNEN GESCHICHTEN ERZÄHLEN.
ES GIBT STÄRKEN UND TALENTE, ABER SIE MÜSSEN KULTIVIERT WERDEN. DAS, WAS DU ÜBST, WIRST DU AUCH OHNE TALENT MEISTERN.
In Bewegung zu sein und die eigene Muskelkraft zu nutzen, hält jung, beweglich und gesund. Bewege dich regelmäßig.
ANDEREN ETWAS NACHTRAGEN BELASTET NUR DICH, WEIL DU DARAN TRÄGST. VERZEIHE ANDEREN UND LASSE LOS.
Schlaf ist wichtig für das Gehirn - Kreativität und Leistungsfähigkeit bauen darauf. Schlafe ausreichend und ruhe dich tagsüber regelmäßig aus.
WOHLTUENDE GESELLSCHAFT IST GESUND IN VIELERLEI HINSICHT. UMGEBE DICH MIT MENSCHEN, DIE DIR GUTTUN.
Vielfalt ist der Schlüssel zu langfristigem Erfolg. Interessiere dich für Vieles, um Zusammenhänge erkennen zu können.
Dankbarkeit ist der Schlüssel zu innerer Kohärenz. Sei täglich dankbar für das Gute, das du erkennst.

Da kann es helfen, wenn du dein persönliches Manifest schreibst, deine Visionen und Werte verankerst und so deiner Energie, deinen Gedanken und deinem Leben eine grundlegende Richtung gibst.

Manifest kommt von lat. manifestus = handgreiflich machen, erkennbar machen. Es ist eine (öffentliche) Erklärung von Zielen und Absichten.

Betrachte dein persönliches Manifest als:

- deine Grundsatzerklärung für das neue Jahr
- deinen Kompass, auf den du dich immer wieder ausrichten kannst
- Erinnerung an deine Prioritäten
- Quelle der Motivation und Inspiration, wenn es mal nicht so gut läuft.

Du brauchst:

- ein Teelicht und ein Feuerzeug
- etwas Zeit und einen ruhigen Ort
- Papier und Stifte

Wichtig ist: Hier gibt es kein Richtig und kein Falsch. Es ist dein Manifest – du entscheidest, wie es gestaltet ist und was es enthält. Es kann kurz oder lang sein, einfach oder vielschichtig. Du kannst darin nur einen oder auch mehrere Aspekte deines Lebens definieren. Es kann einzelne Punkte beinhalten oder wie eine Geschichte geschrieben sein.

So geht's:

- Entzünde das Teelicht. Dieses Teelicht steht für die Kraft der Transformation: Während du dein Manifest kreierst, ist seine Flamme ein Zeichen dafür, dass dein inneres Licht und deine Klarheit dich führen und alles verbrennen und auflösen, was dir auf deinem Weg hinderlich ist und nicht mehr dient.
- Nimm deine Schreibutensilien zur Hand und definiere die Bereiche deines Manifests: z. B. das Leben generell, Selbstbild, Partnerschaft, Familie, Beziehungen, Gesundheit, Finanzen, Beruf, Freizeit, Zuhause, …

- Lege pro Bereich einen kraftvollen Leitsatz bzw. eine positive Überschrift fest.
  Schreibe vom Punkt der Kraft aus: Stelle dir vor, du bist bereits am Ende des Jahres und du hast „es" bereits, „es" ist schon verwirklicht, „es" ist schon geschafft.
  Hilfreich kann dabei folgende Frage sein: Was möchtest du über diesen Bereich/diese Bereiche am Ende des Jahres denken?
  Zum Beispiel Bereich im Selbstbild: Was möchtest du am Ende des Jahres von dir denken? Schreibe dies auf, z. B. „Ich bin glücklich und zufrieden mit mir".
  Oder über das Leben generell: „Das Leben selbst liebt und unterstützt mich".
- Wenn du möchtest, schreibe zu jedem Bereich auf, was dir sonst noch Wünschenswertes dazu einfällt.
  Wofür steht dieses Jahr für dich?
  Wofür stehst du?
  Worauf möchtest du zurückblicken, wenn dieses Jahr vorbei ist?
  Was möchtest du verwirklichen?
  Welche Träume dürfen sich erfüllen?
  Was wirst du dafür tun und was geschehen lassen?
  Wie wirst du mit Fehlern und Rückschlägen umgehen?
  Wenn sich alles prima für dich entwickelt, was hat sich dann am Ende des Jahres in dem jeweiligen Bereich positiv gewendet oder positiv verstärkt? Was sind dann deine Grundüberzeugungen, deine Siege und Erfolge?
- Lasse die Kerze brennen, bis sie erlischt, und stell dir vor, wie sie dabei all deine Zweifel, Sorgen und Widerstände auflöst.

Tipp: Schreibe in der Gegenwart : „Ich bin ..." statt „ Ich werde ..." oder „Ich war ...". Formuliere einfach, klar und positiv. Du solltest Vorfreude und Begeisterung spüren, wenn du dein Manifest liest. Es sollte eine Quelle der Inspiration für dich sein!

Atemübungen

Die folgenden Atemübungen sind besonders wohltuend und vor allem sehr entspannend, daher passen sie besonders gut zur Energie des Winters.

Wichtig: Atme bevorzugt durch die Nase ein. Übertreibe nicht! Sollte dir schwindlig werden, pausiere oder beende die Übung.

Entspannungs-Atem

- Stelle oder setze dich aufrecht hin.
- Lege eine Hand auf den Bauch, die andere Hand auf die Brust.
- Atme nun bequem und gleichmäßig ganz tief in beide Handflächen hinein ein, bis sich deine Lungen maximal ausgedehnt haben.
- Halte den Atem kurz an. Verlängere die Ausatmung: Atme ganz behutsam, langsam und vollständig aus, ungefähr doppelt so lange wie ein. Die Betonung dieser Übung liegt beim Ausatmen!
- Dein Körper bleibt dabei völlig entspannt. Auch die Schultern und dein Gesicht.
- Wiederhole diese Atemtechnik für einige Minuten.

Variante mit Zählen

- Zähle beim Einatmen mit (z. B. bis 4) und
- zähle beim Ausatmen ungefähr doppelt so weit (z. B. bis 8).

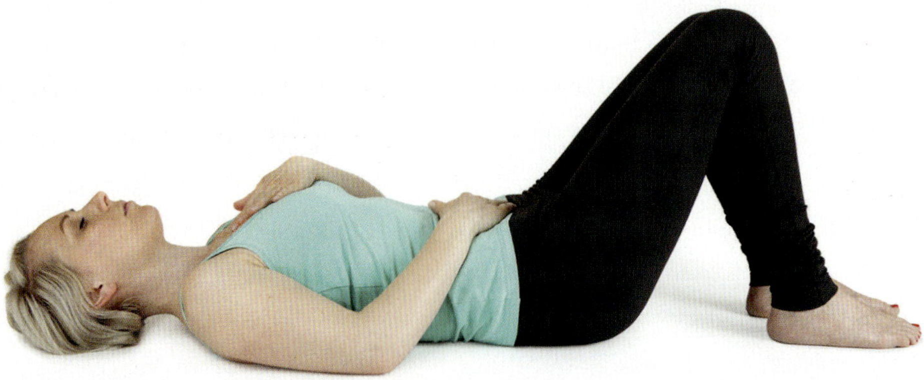

Wirbelsäulen-Atem

- Lege dich ausgestreckt und bequem auf den Rücken oder setze dich aufrecht hin.
- Stell dir beim Einatmen vor, du atmest von unten durch deine Wirbelsäule ein.
- Lass nun, während du weiter einatmest, deinen Atem vom Steißbein durch die gesamte Wirbelsäule nach oben bis über deinen Kopf fließen.
- Halte den Atem kurz an.
- Stell dir beim Ausatmen vor, dein Atem fließt durch den Scheitelpunkt deines Kopfes nach unten, durch deine gesamte Wirbelsäule und beim Steißbein wieder hinaus.
- Halte die Atemleere kurz, bevor du wieder durch das Steißbein einatmest.
- Wiederhole diesen Zyklus mehrere Male (wir empfehlen für den Anfang mindestens 5 Minuten).
- Wenn du ihn oft genug wiederholt hast, wirst du merken, wie dein Atem ganz natürlich ruhig, tiefer und entspannter wird und du dich mehr und mehr erholst.
- Es kann sich ein Kribbeln, ein Gefühl wie Wärme oder Kühle an einzelnen Stellen oder in deinem ganzen Körper einstellen. Keine Sorge: Das ist ein Zeichen der Entspannung.

Variante mit Visualisierung

- Stell dir beim Einatmen vor, du atmest die Kraft der Erde von deinen Fußsohlen aus in deinen Körper bis über deinen Kopf.
- Stell dir beim Ausatmen vor, das Licht der Sonne fließt von oben durch deinen Körper bis unter deine Fußsohlen.

Körperübungen

Entspannungs-Quickie

Diese Übung entspannt wunderbar, stärkt nebenbei deinen Fokus und lässt sich einfach in den Alltag integrieren. Sie funktioniert in Besprechungen ebenso wie wenn du warten musst, in öffentlichen Verkehrsmitteln oder auf der Toilette.

So geht's:

- Setze oder stelle dich aufrecht hin.
- Bring die Fingerspitzen von linker und rechter Hand vor deinem Körper oder auf deinem Schoß zusammen: Daumenspitze der linken Hand berührt Daumenspitze der rechten Hand, Zeigefingerspitze berührt Zeigefingerspitze usw.
- Die Berührung soll sanft, aber gut spürbar sein.
- Konzentriere dich auf deine Fingerspitzen. Nach einiger Zeit solltest du deinen Puls in den Fingerspitzen fühlen.
- Achte auf deinen Puls: ist er schnell oder langsam?
- Bleib mit deiner Aufmerksamkeit bei deinem Puls und lass deinen Atem etwas tiefer werden.
- Nimm die Entspannung wahr.

Let it go – let it flow: Anspannung und Entspannung

- Setze oder stelle dich aufrecht und gerade hin.
- Spüre bewusst deinen Körper. Welche Bereiche sind entspannt, welche verspannt?
- Spanne nun, unten bei den Füßen beginnend, so gut es geht alle Muskeln deines Körpers ganz stark an.
- Verstärke die Spannung und halte sie so lange, bis du nicht mehr kannst.
- Lasse dann mit einem einzigen Ruck und einem Seufzer alle Anspannung los.
- Atme tief und spüre die Reaktion deines Körpers.
- Wiederhole diesen Vorgang ein paar Mal.

Yogaübung: Stellung des Kindes

„Ich bin ruhig, sicher und geborgen"

Körperliche Wirkung: streckt sanft die Wirbelsäule, die Oberschenkel und Knöchel, dehnt die Rückenmuskulatur, löst Verspannungen und wirkt beruhigend und entspannend auf den gesamten Organismus, besonders auf die Bauchorgane und die inneren Geschlechtsorgane der Frau

Psychische Wirkung: beruhigt den Geist, lindert Stress und Erschöpfung, lässt das Gefühl der Geborgenheit und der Ruhe eintreten

- Kniee dich in die Mitte einer Matte oder auf einen Teppich und setz dich auf deine Fersen. Die Knie sind ungefähr hüftbreit und deine großen Zehen berühren einander.
- Beuge dich nun nach vorne und lege deinen Bauch auf deinen Oberschenkeln ab. Deine Stirn berührt sanft den Boden.
- Strecke deine Arme nach vorne aus und lege sie ab, indem du mit den Handflächen den Boden berührst.
- Lasse locker und lächle.
- Atme ruhig, tief und gleichmäßig durch die Nase.
- Schließe deine Augen und genieße die Entspannung in dieser Haltung.
- Kehre dann langsam zurück.

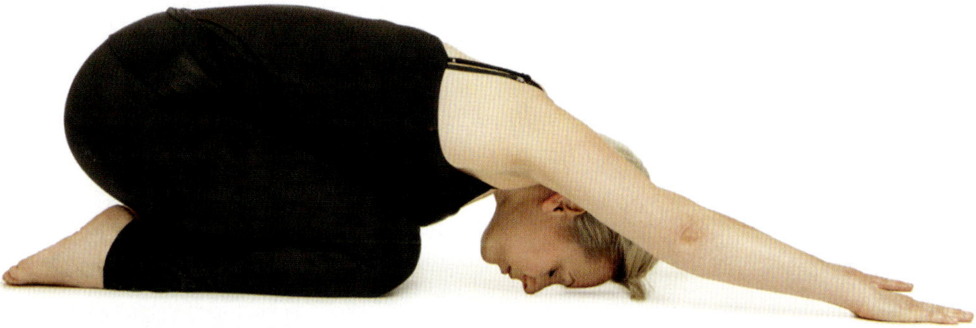

Räuchern im Winter

Thymian

Anwendung: 1 Prise (nach Belieben mehr) getrockneter Thymian (z. B. aus dem Gewürzregal)

Wirkung: Thymian wirkt beim Verräuchern entspannend, reinigend und stärkt gleichzeitig die Lebenskräfte.

Kamille

Anwendung: 1 Prise (nach Belieben mehr) getrocknete Kamillenblüten oder getrocknetes Kamillenkraut (z. B. Kamillentee)

Wirkung: Bereits im alten Ägypten galt die echte Kamille als „heiligste aller Pflanzen". Sie harmonisiert, entspannt, gleicht aus und beruhigt.

Tanne

Anwendung: 1 Prise (nach Belieben mehr) getrocknete Nadeln, getrocknete zerkleinerte Rindenstückchen oder Tannenharz

Wirkung: Der Rauch der Tanne segnet, schützt und vermittelt Geborgenheit. Er vertreibt negative Gedanken und Energien, schenkt Mut und macht widerstandsfähig. Die Tanne erleichtert Meditationen.

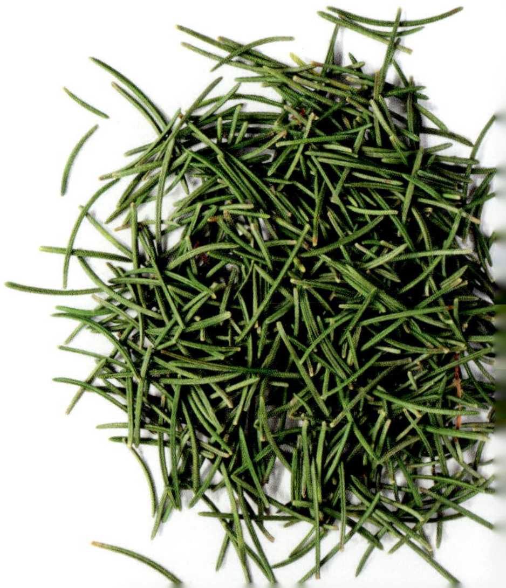

Die Raunächte oder Rauchnächte

Nach alter Tradition bezeichnen wir die Nächte um den Jahreswechsel auch als Raunächte. Dies ist auch der Zeitraum, in dem bei uns heute noch am häufigsten geräuchert wird.

Die Anzahl der Raunächte variiert je nach Gebiet zwischen zwölf und vier Nächten im Zeitraum von der Wintersonnenwende am 21. Dezember bis zum Dreikönigsfest am 6. Januar. Die erste Raunacht ist meist die Nacht vom 25. auf den 26. Dezember.

Diese Nächte wurden von alters her mystisch genutzt. Mit verschiedenen Harzen und Kräutern räucherte man die Häuser, um sie zu reinigen und die bösen Geister zu vertreiben. Eine Tradition besagt, dass jede Nacht für einen Monat des kommenden Jahres steht und zur Vorschau genutzt werden kann, eine andere besagt, dass man in den ersten sechs Raunächten Altes abschließen sollte, um sich in den folgenden sechs Nächten mit den eigenen Zukunftsvisionen auseinanderzusetzen.

Zum Abschluss der Raunächte wird am Dreikönigstag meist mit weihenden Räucherungen das Haus gesegnet, häufig ergänzt durch das Kreidezeichen C+M+B und die Jahreszahl an den Türstöcken. C+M+B steht heute für Kaspar, Melchior und Balthasar, die heiligen drei Könige. Im frühen Mittelalter hießen sie übrigens noch Katharina, Margarete und Barbara – alle drei nothelfende Heilige –, und in vorchristlicher Zeit nannte man sie Anbeth (Erde), Wilbeth (Sonne) und Barbeth (Mond).

Räucherritual zum Reinigen und Segnen von Gebäuden, Wohnungen und Grundstücken

Du brauchst:

- ausreichend Zeit und Ruhe. Babys und kleine Kinder sollten nach Möglichkeit nicht im Haus sein
- Räucherutensilien (je nach Vorliebe z. B. Räucherpfanne, Räucherstövchen, Edelstahlsieb und Kerze oder ähnliches)
- Räucherkraut zum Reinigen, z. B. getrockneten weißen Salbei oder getrocknetes Beifußkraut
- Räucherkraut zum Segnen, z. B. Lavendel, Rose oder Weihrauch
- Die Mengen hängen von der Fläche ab, die du räuchern möchtest. Es können natürlich auch fertige Mischungen verwendet werden.

So geht's:

Die Faustregel beim Räuchern: immer von unten nach oben und vom Eingang aus im Uhrzeigersinn. Der reinigende Rauch steigt nach oben.

Schritt 1: Reinigen

Das Haus beginnend im Keller mit dem reinigenden Räucherwerk im Uhrzeigersinn bis in den Dachboden ausräuchern. Auch in Ecken und Nischen den Rauch verteilen. Ist ein Raum im Uhrzeigersinn ausgeräuchert, öffne die Fenster, damit alles Negative abziehen kann. Denke besonders an Reinigung, während du räuchernd durch das Haus gehst. Du kannst auch Sätze wie die folgenden dabei denken oder laut aussprechen: „Alles Verbrauchte, Überholte und Belastende zieht jetzt fort zum Wohl aller Beteiligten."

Du kannst nun auch um das Haus und im Garten räuchern.

Schritt 2: Auffüllen und segnen

Beginne wieder im Keller im Uhrzeigersinn: Während du in den Räumen die Fenster wieder schließt, verteilst du den Rauch des segnenden Räucherwerks und füllst die Räume mit neuer harmonischer Energie und Segen. Schicke dabei auch segensreiche und positive Gedanken aus.

Zum Abschluss kannst du wieder um das Haus bzw. durch den Garten gehen.

Home Spa

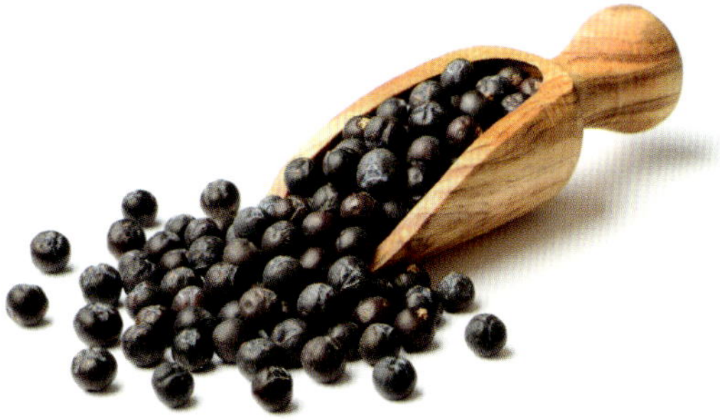

Diffuser-Mischung

Variante 1
1 Tropfen Zitrone
1 Tropfen Orange
1 Tropfen Bergamotte
2 Tropfen Wacholderbeere
2 Tropfen Weihrauch

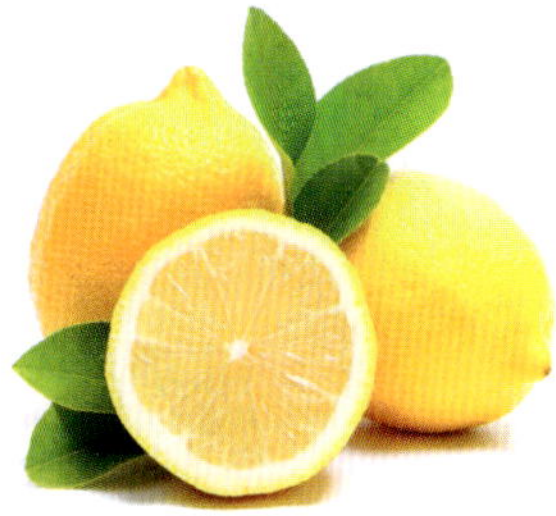

Variante 2
2 Tropfen Zimt
2 Tropfen Orange
2 Tropfen Nelke

So wirken die Öle

Zitrone: Öl für mentale Klarheit
desinfizierend, antibakteriell, antiseptisch, entzündungshemmend, stimmungsaufhellend, aktivierend, konzentrationsfördernd

Orange: Öl für Kreativität und Fülle
antibakteriell, antiviral, immunstimulierend, belebend, entspannend, aufhellend

Bergamotte: Öl für die Selbstakzeptanz
desinfizierend, immunstimulierend, entkrampfend, stimulierend-entspannend, angstlösend, stimmungsaufhellend, antidepressiv

Wacholderbeere: Öl für friedvolle Träume und für das Selbstbewusstsein
entschlackend, hormonmodulierend, lymphanregend, emotional ausgleichend, seelisch stabilisierend, krampflösend, lindernd bei Rheuma und Gicht

Weihrauch: Öl der Wahrheit und Weisheit
antiviral, antibakteriell, schmerzlindernd, inspirierend, angstlösend, antiseptisch, wundheilend

Zimt: Öl für harmonische Sexualität und Beziehung
antiviral, erwärmend, durchblutungsfördernd, anregend, belebend, stärkend

Nelke: Öl für klare Grenzen und Mut
antibakteriell, antiviral, durchblutungsfördernd, immunstimulierend, anregend, stärkend, stimmungsaufhellend

Tee

Bleib-gesund-Tee

- 3 Scheiben frischer Ingwer
- 3 Scheiben frischer Kurkuma
- 2 Scheiben Zitrone
- ½ TL Honig
- 1 Prise Meersalz
- 1 Prise Ceylon-Zimt

Ingwer, Kurkuma und Zitrone waschen und aufschneiden. Honig mit Salz und Zimt in einer Tasse verrühren. Die übrigen Zutaten hinzufügen und mit heißem, aber nicht kochendem Wasser übergießen.

Mit diesem Tee stärkst du dein Immunsystem.

Ingwer ist bekannt für seine wärmende und desinfizierende Wirkung. Kurkuma unterstützt mit seinem Inhaltsstoff Kurkumin das Immunsystem, Zitronen bringen die nötigen Vitamine. Honig dient als natürliches Antibiotikum. Die Prise Salz bringt deinen Elektrolythaushalt auf Kurs, und mit dem Zimt wird auch noch den letzten Erregern der Kampf angesagt.

Ceylon-Zimt wirkt im Vergleich zu Cassia-Zimt weniger gerinnungshemmend, weil der Cumarin-Gehalt geringer ist.

Äußere Anwendungen für den Körper

Salzsocken

„Alles Leben stammt aus dem Meer“, sagte schon Hippokrates. Tatsächlich dient auch das Salz aus dem Meer der Gesundheit und ist längst nicht nur in der Küche nützlich. In früheren Zeiten galt Salz auch als weißes Gold und war so wertvoll, dass es sogar als Zahlungsmittel verwendet wurde.

Die Wirkung von Salz auf die Lunge zeigt sich besonders in der Erkältungszeit beim Inhalieren. Durch das Salz wird in den Lungenbläschen vermehrt Luft gebildet, was das Abhusten von Schleim erleichtert. Aber nicht nur für die Atemwege ist Salz wirksam, auch über die Haut lässt sich die Gesundheit positiv beeinflussen. Durch das Salz wird die Haut sanft gereinigt, das Hautbild wird verfeinert, auch die Wundheilung wird unterstützt.

Die Anwendung von Salzsocken wirkt vor allem über die Fußreflexzonen entgiftend und soll die Selbstheilungskräfte aktivieren.

Du brauchst:

- 5 EL Meersalz
- 2 Tropfen ätherisches Öl nach Wahl (z. B. Lavendel)
- 2 Paar Baumwollsocken
- warmes Wasser

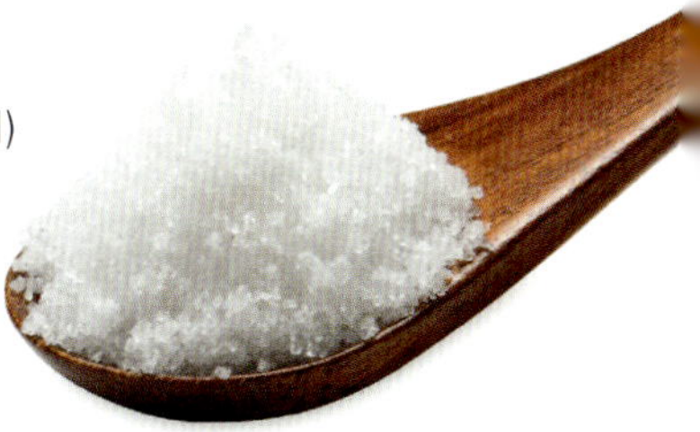

So geht's:

Eine Schüssel mit warmem Wasser füllen, Salz hinzugeben und rühren, bis es sich aufgelöst hat.

Die Baumwollsocken in die Flüssigkeit legen und etwa 1 Minuten belassen. Die Socken herausnehmen, gut ausdrücken und anziehen. Ein zweites, trockenes Paar Socken darüberziehen und zum Ausruhen ins Bett legen.

Für die extra Portion Wellness eine Wärmflasche mitnehmen und die Füße damit warm halten.

Salzsocken gelten als wirksames Mittel gegen chronisch kalte Füße. Sie wirken durchblutungsfördernd, regen den Stoffwechsel an und sind bei ersten Erkältungssymptomen eine wirksame Erste Hilfe.

Homemade

Milchbad

Wer kennt sie nicht, die Schönheitsmythen, die sich um Kleopatra ranken? Unter anderem soll sie in Milch gebadet haben, um eine zarte, ebenmäßige und weiche Haut zu bekommen.

Ein Milchbad dient jedoch nicht nur der Schönheit, sondern hat auch einen gesundheitlichen Effekt. Der Fettgehalt der Milch schützt den natürlichen Schutzmantel der Haut, die Milchsäure wirkt wie ein leichtes Peeling und hilft dabei, trockene, abgestorbene Hautschüppchen sanft abzutragen. Gerade in den Wintermonaten kannst du deine Haut mit diesem Bad ideal pflegen und versorgen.

Du brauchst:

- 500 g Vollmilchpulver (aus dem Reformhaus)
- 500 g Meersalz
- 5–8 Tropfen ätherisches Öl nach Wahl (z. B. Lavendel)

So geht's:

In einer Schüssel alle Zutaten vermengen und die Mischung in ein Schraub- oder Einmachglas füllen.

Für eine Badewanne brauchst du ca. 100 g, das entspricht etwa 10 Esslöffeln. Nach dem Bad nur lauwarm abduschen und kein Duschgel bzw. keine Bodylotion verwenden.

Tipp für Eilige: Solltest du kein Milchpulver zur Hand haben oder dieses Bad sofort ausprobieren wollen, kannst du für ein Bad auch 500 ml frische Milch verwenden.

GEDANKEN TANKEN

Leitgedanken & Affirmationen für den Winter

- Ich ruhe immer mehr in meiner starken Mitte.
- Ich bin friedvoll und gelassen.
- Ich erledige alle meine Aufgaben mit Leichtigkeit.
- Es fällt mir leicht, mich zu entspannen.
- Frieden ist um mich und in mir.
- Ich bin umgeben von Liebe.
- Mein Immunsystem ist stark und vital.
- Ich schenke mir und meinem Körper ausreichend Pausen.
- Ich achte gut auf mich und meine Bedürfnisse.
- Mein Wohlbefinden ist mir wichtig.
- Ich gönne mir Ruhe und Entspannung.
- Ich genieße mein Leben.
- Ich bin vollkommen auf Gesundheit und inneren Frieden ausgerichtet.
- Ich bin geborgen und beschützt.
- Ich löse mich von jeglicher Anspannung.
- Innerer Frieden ist meine Kraft.
- Ich sorge gut für mich und andere.

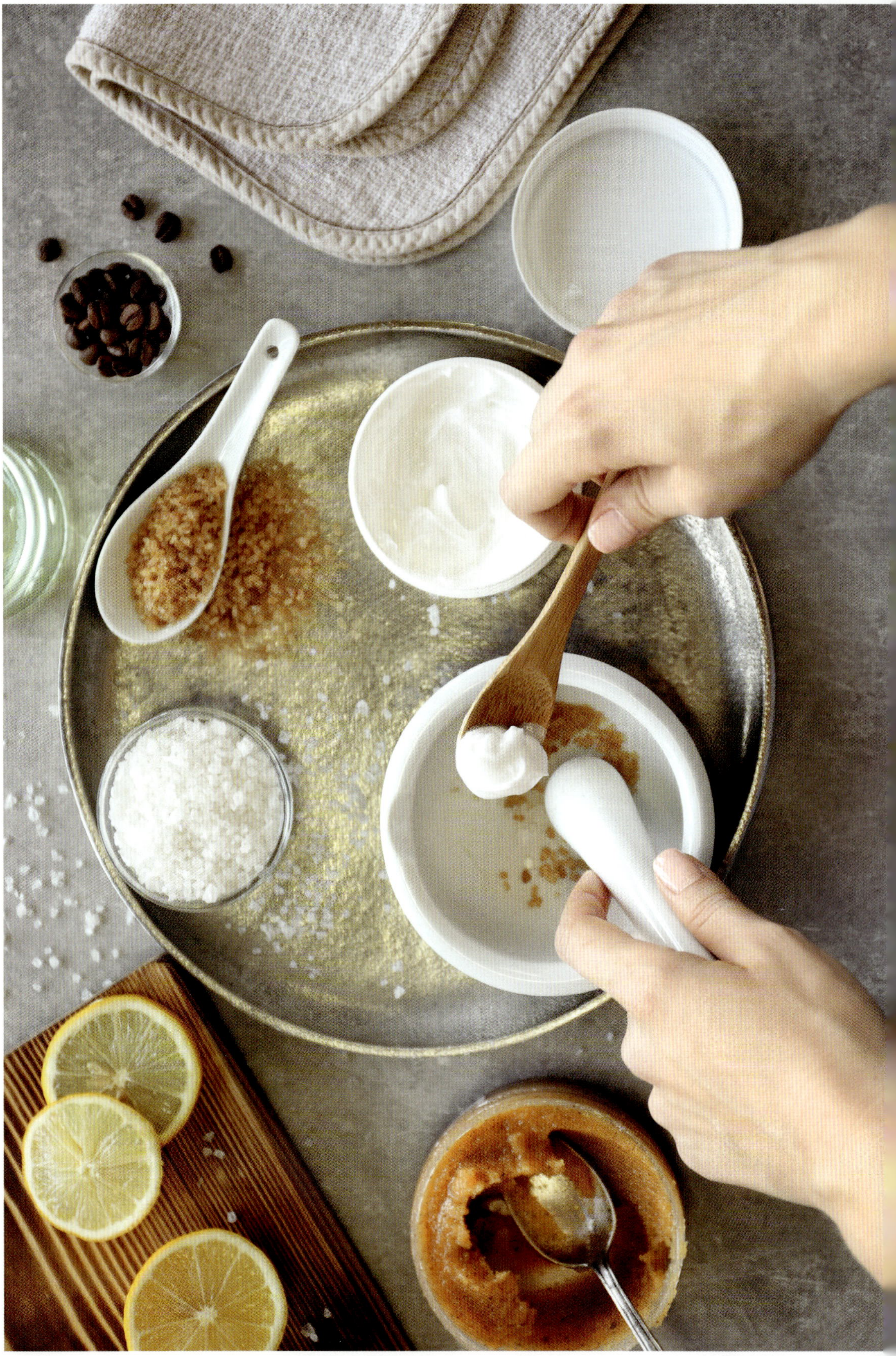

EXTRA

Detox-Wochenende

Möchtest du einmal ganz sanft den Reset-Knopf drücken? Dann gönne deinem Körper für ein ganzes Wochenende eine kleine Pause. Entspanne dich und unterstütze deinen Körper dabei, alten Ballast loszuwerden.

Mit dieser Anleitung kannst du ganz einfach und sanft deinen Körper entgiften und entlasten. Versuche dabei auch, Fernsehen, Handy und Social Media soweit wie möglich zu meiden. Auch das hilft, den Körper zu entlasten.

Achtung: Dieses Wochenende empfiehlt sich nur bei gesunden Menschen. Bitte ansonsten mit dem Arzt absprechen!

Vorbereitung

Am Freitag wird eingekauft:

Im Supermarkt

- verschiedenes Gemüse nach Wahl (z. B. Zucchini, Lauch, Petersilie, Fenchel, Karotten, Stangensellerie, Sprossen)
- Zitronen
- Äpfel
- weiteres Obst nach Wahl
- unraffiniertes Meersalz
- Reisflocken
- Zimt
- Kaffeepulver
- Zucker
- Olivenöl
- Kokosöl zum Kochen

Das solltest du außerdem zu Hause haben

- Suppenwürze
- Honig

Tipp: Achte darauf, dass alle Produkte biologisch und nachhaltig sind.

In der Apotheke

- ½ kg Bittersalz für ein Bad (wer keine Badewanne hat, kann dies weglassen)
- Teemischung aus Brennnesseln, Bohnenschalen, Birkenblättern
- Melissentee
- Lavendelöl

Was du sonst noch brauchst

- Baumwollsocken
- Wärmflasche oder Wärmekissen
- Körperbürste oder Sisalhandschuh
- gutes Buch

Am Freitag beginnt die Vorbereitung für das Wochenende. Die Suppe etwa wird für das Wochenende im Voraus gekocht. Mach dir danach einen ersten entspannenden Abend.

Suppe für das Wochenende

Gemüse waschen und in kleine Stücke schneiden. In ein wenig Kokosöl leicht anrösten und später mit Wasser aufgießen. Suppenwürze dazugeben und sanft kochen lassen. Wer möchte, kann die Suppe anschließend pürieren.

Frische Kräuter und Sprossen werden direkt vor dem Servieren zugegeben.

Weitere Vorbereitung

Aus 5 EL Kaffeepulver, 5 EL Zucker sowie 6–7 EL Olivenöl ein durchblutungsförderndes Körperpeeling mischen. In eine Schüssel füllen, verschließen und im Kühlschrank aufbewahren.

Freitag

Abends

Jetzt geht's ans Entspannen. Als Abendessen gibt es einen Teller Suppe mit frischen Kräutern. Versuche vor Mitternacht ins Bett zu gehen. Kurz vor dem Zubettgehen trinke eine Tasse Melissentee. Dieser wirkt beruhigend und fördert den Schlaf.

Samstag

Auf nüchternen Magen

Heiße Zitrone mit 1 TL Honig und 1 Prise Pfeffer oder Cayennepfeffer

Die Zitrone regt die Leber an und bereitet den Körper auf die Entgiftung vor. Zudem wirkt sie basisch auf den Körper. Der saure Geschmack unterstützt das Holzelement. Das Element Holz ist im Frühling aktiv und steht für Neubeginn, Wandlung, Aktivität und Bewegung.

Tipp: Wenn du die heiße Zitrone zubereitest, koche gleich mehr Wasser und bereite eine Kanne der Brennnesseltee-Mischung zu. Sie reicht für den Vormittag.

Plane für jeden Tag eine Kanne Tee ein und trinke danach abgekochtes warmes Wasser.

Die TCM empfiehlt warmes bzw. abgekochtes Wasser, weil es für den Körper besser zu „verdauen" ist. Warmes Wasser belastet den Körper nicht und unterstützt zusätzlich die Entgiftung. Außerdem wirkt es erfrischend, wärmt die Mitte, stärkt die Verdauungsfunktion und scheidet überschüssige Feuchtigkeit aus.

Zum Frühstück

Reisflocken mit Wasser aufkochen, einige Stücke geschälten Apfel mitköcheln lassen und mit Zimt abschmecken.

Reis ist glutenfrei und belastet den Körper nicht. Laut TCM stärkt er die Lebensenergie (Qi), harmonisiert die Mitte, leitet Feuchtigkeit und Feuchte-Hitze aus. Der Apfel fördert die Verdauung. Das enthaltene Pektin regt die Darmtätigkeit an. Zimt wiederum wärmt die Mitte und die Nieren.

Tipp: Achte darauf, eher kleine Portionen zuzubereiten. Auch das hilft dabei, den Körper so wenig wie möglich zu belasten.

Zwischendurch	Viel Tee und Wasser trinken. Den Vormittag kannst du gestalten, wie du möchtest. Nimm dir am besten nicht allzu viel vor. Es eignen sich Aktivitäten wie lesen, eine Meditation oder auch Yoga.
Mittagessen	Eine Portion von der Suppe in einem Topf aufwärmen und mit reichlich frischen Kräutern genießen.
Gegen 13 Uhr	Laut TCM der ideale Zeitpunkt, um die Leber zu unterstützen. Für einen „Soft-Leberwickel" die Wärmflasche in ein Handtuch wickeln, auf die Leberregion legen und zusätzlich mit einer warmen Decke zudecken. Eine gute Stunde ausruhen.
Am Nachmittag	Nach dem Mittagsschläfchen empfiehlt sich ein kleiner Spaziergang an der frischen Luft. Falls du anschließend hungrig bist, kannst du etwas Obst oder Gemüse essen.
Am späten Nachmittag	Zeit für das Detox-Bad (Bittersalzbad). Verteile 2 Tassen Bittersalz in einer Wanne mit 38 °C warmem Wasser. Vorab mit einer Körperbürste abbürsten und dann maximal 20 Minuten baden. Nach dem Bad gleich anziehen und mindestens eine Stunde hinlegen.

Für alle, die keine Badewanne haben
Körper mit einer Körperbürste abreiben und danach eine heiße Dusche nehmen.
Du kannst auch zusätzlich ein Kaffeepeeling vornehmen.
Danach für mindestens ½ Stunde hinlegen.

Auf das Trinken nicht vergessen!

Am Abend Wie am Freitagabend eine Portion Suppe aufwärmen und kurz vor dem Schlafengehen eine Tasse Melissentee trinken.

Vor dem Schlafengehen Für eine Bauchmassage 5 Tropfen Lavendelöl in 50 ml Kokos- oder Mandelöl mischen.
Im Liegen mindestens 5–10 Minuten die Bauchregion im Uhrzeigersinn massieren. Das Massageöl einmassieren.

Sonntag

Auf nüchternen Magen & Frühstück Wie bereits am Samstag auf nüchternen Magen heiße-Zitrone mit (Cayenne-)Pfeffer trinken.
Anschließend ein Frühstück aus Reisflocken bereiten und Tee oder warmes Wasser trinken.

Vormittag Heute empfiehlt sich schon am Vormittag ein kleiner Spaziergang an der frischen Luft. Ansonsten gilt: ausruhen und Tee trinken.

Mittag Wie am Samstag Suppe mit frischen Kräutern genießen.
Gegen 13 Uhr wieder einen „Soft-Leberwickel" vorbereiten, um die Leber zu unterstützen.

Nachmittag Nun gilt es einfach zu entspannen: Musik hören, lesen … alles, was beruhigt, ist gut.

Später Nachmittag Nun geht es unter die Dusche. Nimm das vorbereitete Körperpeeling mit ins Badezimmer.
In der Dusche zunächst warmes Wasser über den Körper laufen lassen, um die Poren zu öffnen. Danach mit dem Körperpeeling den ganzen Körper abreiben.

Achtung: Nur bei intakter Haut verwenden! Wunde Stellen und ähnliches aussparen.

Kurz einwirken lassen und mit warmem Wasser abspülen.

Nach dem Duschen wieder warm einpacken, hinlegen und entspannen.

Abend Nun gibt es nochmals Suppe mit frischen Kräutern sowie eine Tasse Melissentee.

Vor dem Schlafengehen Der letzte Streich an diesem Detox-Wochenende: Salzsocken. 5 EL Meersalz in eine Schüssel mit warmem Wasser füllen und umrühren, bis es sich aufgelöst hat. Ein Paar Baumwollsocken hineinlegen und ca. 1 Minute belassen. Die Socken herausnehmen, gut ausdrücken und anziehen. Ein zweites Paar Socken darüberziehen und so ins Bett legen.

Mit den Salzsocken entgiftest du deinen Körper nochmals ganz sanft über deine Fußreflexzonen und schließt dein Wochenende ideal ab.

Jetzt steht dem erholsamen Schlaf nichts mehr im Wege.

Wichtig: Sei sorgsam und höre an diesem Wochenende gut auf dich und deinen Körper. Schenk dir viel Ruhe und gönne dir diese Auszeit ganz bewusst. Durch die reduzierte Kost und die unterstützenden Anwendungen kann sich dein Körper regenerieren und überschüssigen Ballast abgeben.

Gerne kannst du dieses Wochenende mit sanften Yoga-Übungen und Meditationen unterstützen. Dazu findest du für jede Jahreszeit im Kapitel Body & Mind eine Auswahl an Übungen, um deinen Geist zusätzlich zu entspannen.

Dieses Wochenende kannst du jederzeit wiederholen. Ideal dafür sind Frühling, Spätsommer oder Herbst.

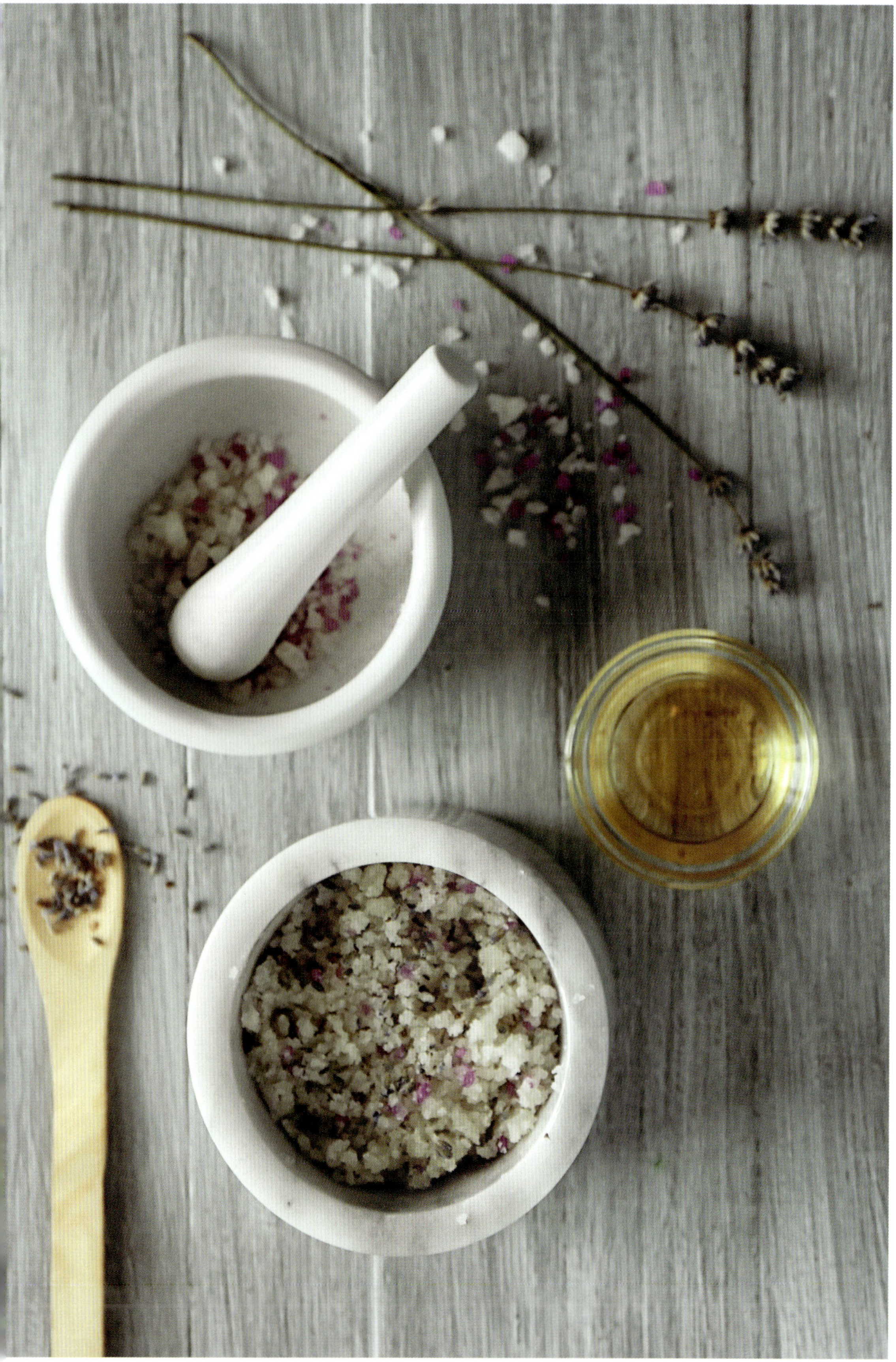

Danksagung

Ein Buch wie dieses zu verfassen, war ein lang gehegter Traum. Für ein solches Buch braucht es sehr viele Menschen, die das Projekt überhaupt möglich machen.
Zuallererst bedanke ich mich beim Maudrich Verlag, der es mir zum dritten Mal ermöglicht, ein Buch zu veröffentlichen. Insbesondere bedanken möchte ich mich bei Frau Susanne Müller-Posch, die mir seit 2015 mit ihrer Kompetenz und ihrer Unterstützung zur Seite steht.
Danke an Heidi Artmann, die ohne zu zögern Feuer und Flamme für dieses Projekt war und ihr Fachwissen und ihr Schreibtalent dafür zur Verfügung gestellt hat.
Ein ganz besonderes Danke geht auch an Mag. Reinhard Kosch von der Rosenwind Apotheke in Seewalchen, der das Kapitel „Home Spa" mit seinem pharmazeutischen Wissen unterstützt hat.
Des Weiteren möchte ich mich bei Teresa bedanken, die mir die wunderbare Welt der ätherischen Öle eröffnet hat, die seither zu meinen täglichen Begleitern wurden.
Ich bedanke mich außerdem bei Vanessa für die tollen Fotos, die sie für dieses Buch gemacht hat, sowie bei Simon für seine grafische Unterstützung.
Bedanken möchte ich mich vor allem auch bei Carina, deren Freundschaft mein Leben bereichert und die mich immer dabei unterstützt, meine Ideen in die Realität umzusetzen.
Mein größtes Dankeschön geht an meine Familie, meinen Lebensgefährten Stephan und unseren wunderbaren Sohn, die mir immer die Kraft und vor allem Zeit gegeben haben, dieses Buch wahr werden zu lassen. Ebenso gilt mein Dank Konrad und ganz besonders bedanken möchte ich mich bei meiner Mama, die das Buch mit einem ihrer Gedichte bereichert.
Danke an dich, liebe Leserin, lieber Leser, dass du dieses Buch ausgewählt hast und wir nun gemeinsam ein Stück gehen.

Vielen Dank euch allen!
Patricia Schatzlmayr

Lass die ewige Sonne auf dich scheinen, Liebe dich umhüllen
und das reine Licht in deinem Inneren dir den Weg weisen.
Snatam Kaur

Für dich, Mutti – in Liebe und dankbar dafür, dass eine lange Geschichte ein friedvolles Ende genommen hat.

Ich bedanke mich von Herzen beim Maudrich Verlag und bei Patricia für die Einladung zu diesem schönen Projekt.

Patricia, dir bin ich besonders dankbar für die bereichernde, unkomplizierte und auch lustige gemeinsame Arbeit, die inspirierenden Gespräche und die gegenseitige Ergänzung!

Ebenso danke ich meiner Familie und vor allem meiner Tochter Lisa Sophie, die dieses Projekt tatkräftig mit ihrer grafischen Arbeit unterstützt hat.

Mein Dank gilt auch meiner guten Freundin Doris Rachlinger für ihre Inspirationen und die schönen Fotos.

Ich bedanke mich herzlich bei allen, die etwas zu diesem Buch beigetragen haben, und ganz besonders auch bei den Leserinnen und Lesern für ihr Interesse und ihre Bereitschaft zur Achtsamkeit. Ein afrikanisches Sprichwort sagt: „Wenn viele Leute an vielen Orten viele kleine Dinge tun, können sie das Gesicht der Welt verändern."

Möge dieses Buch für alle, die damit in Berührung kommen, ein Segen sein.

Danke!
Heidi Artmann

Momentaufnahme

Wie erholsam für den Geist –
im Moment ist es nicht wichtig
dass du all die Antworten weißt.

Die Ruhe, sie gibt dir Kraft und
lässt dich entspannen.
Alles darf jetzt sein
du bist nicht mehr gefangen.

Deine Gedanken ziehen vorüber.
So wie die Blütenblätter des Kirschbaums
fallen sie ab – getragen vom Wind
erschaffen sie ein vollkommenes Bild.

Du bist mit dir und in dir ganz weit –
öffne dein Herz
und gönne dir diese erholsame Zeit.

Sabine Rosa Babara Kurz

Literatur

Albers Susan: *Eating mindfully.* New Harbinger Publications 2012

Aroma Tools: *Modern Essentials – A Contemporary Guide to the Therapeutic Use of Essential Oils*

Dispenza Joe: *Du bist das Placebo. Bewusstsein wird Materie.* Koha Verlag 2014

Enlighten: *Emotions & Essential Oils.* 4. Auflage 2015

Hirschi Gertrud: *Die spirituelle Kraft des Yoga. Mudras – Asanas – Meditationen.* Kailash Verlag 2005

Kleiß Hannelore: *Räuchern zu heiligen Zeiten.* Freya Verlag 2015

Münzing-Ruef Ingeborg: *Kursbuch gesunde Ernährung. Die Küche als Apotheke der Natur.* Heyne Verlag 2000

Tepperwein Kurt: *Vom Wissen zum Tun, vom Tun zum Sein.* Akademie FKP 1994

Werner Monika, von Braunschweig Ruth: *Praxisbuch Aromatherapie*

Die Autorinnen

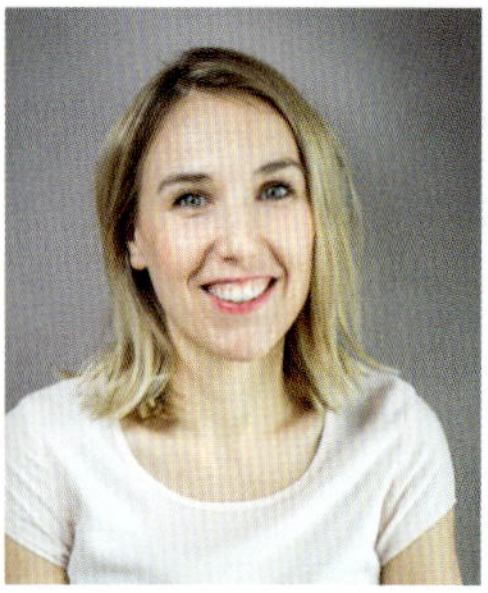

Patricia Schatzlmayr hat sich mit diesem Buch zum dritten Mal einen Herzenswunsch erfüllt: Ihre Rezepte, ihr Wissen und ihre Leidenschaft mit Menschen zu teilen, die sich wie sie mit gesundem Lebensstil und den Möglichkeiten beschäftigen, gesund zu leben. Das Thema Achtsamkeit hat ihr einen neuen Blickwinkel auf ihre Tätigkeit eröffnet, den sie in ihre Arbeit und ihre Workshops einfließen lässt. Patricia Schatzlmayr ist Mutter eines Sohnes, Ernährungscoach und Autorin. Sie lebt mit ihrer Familie in Innsbruck. Weitere Infos findest du unter *www.patriciaschatzlmayr.com*

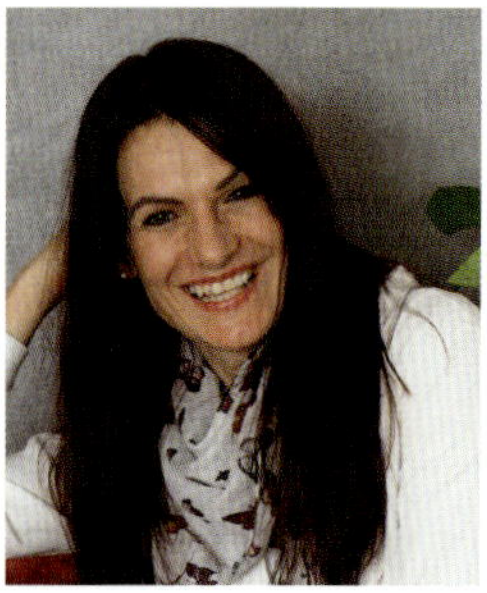

Heidi Artmann wurde das Interesse an den Zusammenhängen zwischen Körper, Geist und Seele schon in die Wiege gelegt und durch eigene Lebenserfahrungen vertieft. Mit Begeisterung und Hingabe widmet sie sich Bereichen wie positiver Lebensgestaltung, Achtsamkeit, Potenzialentfaltung, Meditation, Bewusstseins- und Energiearbeit sowie metaphysischen Themen. Die dipl. Lebens- und Sozialberaterin lebt mit ihrem Ehemann, ihrem Sohn und ihrer Tochter in Oberösterreich. Weitere Informationen zur Autorin und ihrer Arbeit findest du unter *www.heidi-artmann.at*